CULTURE STUDIES

ヨガから始まる

心と体をひとつにする方法

ケン・ハラクマ

朝日出版社

第一章　生き方がヨガだった

第二章　考え方としてのヨガ

〝全てが変わる〟ということが変わらない

第三章 実践としてのヨガ

第四章 ライフスタイルとしてのヨガ

まえがき

よく人から尋《たず》ねられることがあります。「ヨガをやることで得られることは何ですか」と。

ヨガのトレーニングによって確実に得られるものは、三つあります。体の柔軟性・力・バランス感覚、この三つです。ヨガは基本的にこの三つを身につけていくものです。別の言い方をすると、ヨガとは、マインド（頭、思考）と体、さらには宇宙のエネルギーと仲よくなることを目指すトレーニングなのです。

あなたのいまの状態はどうでしょう。体が重く感じたり、どこかが痛んだり、体調が不安定だったりしていないでしょうか。あるいは体の不調が、精神的な不安定として、考え方や人間関係にまで影響を及ぼしていると感じたことはありませんか。

それは、マインドや体のバランスがうまく取れていない状態なのです。マインドや体、宇宙のエネルギーと仲よくなるための重要な仲人役、それが「呼吸」です。ヨガでは、私たちが生きていくうえで根源的な活動である呼吸をもっとも重視しています。宇宙という大きな視点に立ってみると、全ての生き物は呼吸を通じて宇宙のエネルギーを体に出し入れしている、と言うことができます。マインドが不安だったり、興奮していたり、弱っていたりすれば、知らず知らず呼吸のバランスも乱れます。私たちは自分で呼吸をコントロールしているようで、実際は呼吸に支配されているのです。

ヨガによって、人間活動の基礎である呼吸を整えることで、体のバランス、人間関係のバランスなど、日常生活のあらゆる方面で安定を図ることができます。呼吸を通じて、自分が宇宙の一部であるという意識を得ること――簡単に言うと、マインドをできるかぎりシンプルな状態に保ち、そしてそのように生きることを、ヨガは目指しています。

確かに、ヨガのトレーニングにはつらいときもあると思います。実は私も、最初の十年間は、体が痛くて大変だったことを告白しておきます。ヨガの練習を、本場インドの人は「苦行《くぎょう》」と言いますが、苦行のつらさを乗り越えると、人生そのものまでが楽しくなります。つらい、とか苦しい、といった煩《わずら》わしい負の感情から解放され、自分自身を冷静に観察することができるようになると、不思議と心の中の波風は消えて、全てをやわらかく受けとめることができるようになるのです。

この本では、長年にわたる体のトレーニングを通して私が得た、マインドのトレーニングについて書いています。「美しくなりたい」「もっと健やかにありたい」、そう思ってヨガを始める方もいらっしゃるでしょう。ヨガを始めようとする動機は、何でもいいのです。ですが、ヨガの効能は、それだけではないことも知って欲しいと思います。ヨガは単なる体のトレーニングではありません。ヨガは、世界で最も長い歴史のあるトレーニング法であると同時に、絶えず更新されている「考え方」であり、「生き方」とも言えます。ヨガは進化しているのです。現代の私たちの日常生活に、いかにヨガ的な考えを取り込み、体に、心に、そして人生に、柔軟さやバランス感覚を養えるか。

まずは、私の独特の生き方から得た、ヨガ的な考え方についてお話ししましょう。

第一章　生き方がヨガだった

ヨガに出会うまで

ヨガとは無縁の青春時代

初めに、ヨガと出会うまでの私自身のお話をしましょう。

私は、東京のお茶の水で貿易会社を経営する父と、瀬戸内海は淡路島出身の母との間に生まれました。小さい頃から寿司を食べて、パチンコやって、お祭りをして、というにぎやかな場所で育ちました。父は仕事柄、海外に行くことが多く、また家にもよく外国人が来ていました。ですから、物心つく頃から外国人に対する違和感はありませんでした。

中学校は地元のお茶の水、そして高校は文京区に通いました。子どもの頃から勉強よりも体を動かすことの方が好きだったようです。ただし、球技や団体競技にはあまり興味を持ちませんでした。競い合ったり、団体で何かをすることにピンとこなかったのです。その点は、いまも同じかもしれません。とはいえ、下町の友だちと一緒に野球や卓球やスケートなど、一通りのスポーツはしていました。下町には、勉強よりも体を動かすことの方が好きな、アクティブな子が多かったのです。

いかにも健全な青春時代のようですが、子どもの頃から現在まで、ずっとヨガ的な生活をしていたわけではありません。むしろ、正反対の時期もありました。

実は、高校に入って一、二年生の頃、暴走族に入っていた時期があるのです。当時はちょうど、暴走族の全盛期とでもいう頃でしょうか。私は典型的な暴走族の格好をして、毎日のようにオートバイに乗っていました。幅広のパンツをはいて、頭をリーゼントにして。いまでは全く想像できないスタイルですね。暴走族の中でも過激なグループに入っていて、けがをしたこともありましたし、ずいぶん無茶もしました。いっぱしにタバコやお酒にも手を出していましたし、徹夜で麻雀をしたり、六本木のディスコで踊ったり……いわゆる遊び人です。ヨガとは全く無縁の青春時代でしたが、いま思い出すと、高校のときが一番アクティブなエネルギーに満ちていたように思います。エネルギーの使い方がわからず、もてあましていたのでしょう。

実は、一見破天荒《はてんこう》な生活をしている人の方が、ヨガに向いているということがあります。ヨガを習いに来る人たちには、実際そういった極端な人が多いのです。何かをやりすぎて、バランスを崩してしまった人。でも、自分のエネルギーを何かに注ぐことができる人の方が、実はヨガが上達しやすい。エネルギーの使い方を変え、方向さえ定まれば、変化が非常に早くなります。周りから見ると「こんな人はヨガなどやらないだろう」と思うような人の方が、実は成長する可能性を持っているのです。ヨガの指導にあたっている先生たちには、そういったエネルギッシュな人がたくさんいます。

私の場合、その後サーフィンとの出会いによって、不摂生《ふせっせい》な生活で浪費していたエネルギーが、健康的な生活に一気に傾注されるようになりました。

サーフィンと出会い、大自然に学ぶ

高校生活の終わり頃、私にサーフィンを教えてくれたのは大学生の先輩でした。初めてサーフィンをしたのは七里ケ浜。最初の頃は、波にうまく乗ることができないとイライラして、波に向かって「この野郎」なんて思っていました。しかし、大自然とふれ合っているうちに、次第に相手を「受け入れる」ことを学んでいきました。どうやったって、自然にかなうわけがないですから。怒っても、くやしがっても、しょうがない。ただ、うまく波に乗れたときは、海と一体になったような、言い知れぬ心地よさを感じました。

サーフィン熱は大学に入ってからますます高まり、週に三、四日は海へ通う生活を送っていました。サーフィンを始めて、自然にふれ、海で日の出を迎えるという生活を味わい、私の生活は健康そのものでした。暴走族の頃と、一八〇度生活が変わったわけです。

また、その頃から、体を使ったり、自然と親しむことが自分には向いているのかな、と思い始めました。子どもが野球選手に憧れるのと同じような感覚で、自分もプロのサーファーになりたい、と漠然と思っていました。というよりも、サーフィン以上にやりたいと思うことがなかった、と言った方が正しいかもしれません。大学の勉強は要領よく片づけて、もっぱら海に通っていたような学生生活でした。

アメリカ留学で自由を謳歌《おうか》する

大学卒業後は、アメリカのカレッジに留学しました。貿易の仕事を継ぐつもりだったので、英語をマスターする必要があるだろうと思っていたからです。場所は西海岸ロサンゼルスのサンタモニカより少し南、海のそばの学校でした。そこで初めて、アーノルド・シュワルツェネッガーのボディビルディングの本を読み、影響されてサンタモニカのゴールドジムに行ってみました。その後、実際に家の近くのジムに通い始めましたが、地元のアメリカ人の使用していたダンベルに比べると、自分の持てるダンベルがとても小さく見えたのがいまでも印象に残っています。

アメリカ留学時代は、サーフィン、海沿いでローラースケート、そしてジム通い。そんなことを一年半くらい続けていました。まさに自由を謳歌した時代、「人生ってこんなに楽しいのか」と思いました。

日本での学生時代とは違い、アメリカではちゃんと学校に通っていました。専攻していたのは、英語でビジネス文書などの作成を学ぶコース。当時は70年代終わりで、私も20代初めの頃。それまでは本当に東京の真ん中と海ぐらいしか知らなかったのですから、世界にはこんな生活をする場所があるのだなと思いました。ロサンゼルスはお酒もドラッグも何でもありのようなところだったので、私も一通り試しました。そのため、日本に帰国した頃は、社会に復帰できないような気がしたものです。

「本当にやりたいことは、これなのか」

アメリカでの生活があまりにも楽しかったため、日本の生活は刺激が足りず、親の育った台湾に渡ることにしました。23歳になって台北の師範《しはん》大学で、中国語と貿易の勉強をしながら、実地で貿易会社に勤めさせてもらいました。アメリカ留学の経験が重宝がられ、台湾中を回って営業し、給料もそれなりにもらっていました。

しかし、その頃の私は常に空虚なものを感じていたように思います。「本当にやりたいことは、これなのか」と。答えはそう簡単には出ませんでしたが、心の拠《よ》り所はやはりサーフィンでした。当時の台湾はアメリカと違って閉鎖的でしたから、サーフィンをやる人はほとんどいませんでしたが。仕事に対して浮かぶ疑念を、サーフィンに打ち込むことで忘れようとしていたのかもしれません。それでも、やはりプロのサーファーになるとまでは思い切ることができませんでした。

台北での生活を一年半ほど続けた後、日本へ戻って家業を手伝うことになりました。私には姉がいますが、男は私一人。だから私も、自分はいずれ貿易の仕事をするものだとずっと思っていたのです。

大学の勉強もそうでしたが、私はわりと要領のいいところがあるらしく、貿易の仕事も順調に滑り出しました。その代わり、20代はとにかく仕事漬けの日々でした。仕事の付き合いでお酒を飲む機会もたくさんありましたから、当然酒量は増えました。

特に、相手が台湾人のときは大変です。台湾では「カンペイ（乾杯）！」と言って同席する人の数だけ酒を飲み干す習慣があるのです。もし、十人いれば、とりあえず挨拶で十杯。そして、向こうから乾杯されるだけでは悪いので、こちらも向こうに対して乾杯と言って挨拶する。結局二十杯飲むことになります。この時代のビジネスは、酒の場で「すごいヤツだな」と思わせる人が仕事のデキるヤツ、というような風潮がありました。そんな調子で競い合うように酒量が増えていった結果、とうとう潰瘍《かいよう》ができて入院するはめになってしまいました。それ以降、無理をしてお酒を飲むことはきっぱりとやめました。

そうこうするうちに、30歳に手がとどく頃、いよいよ家業を継ぐことになりました。

会社は順調に成長し、傍《はた》から見れば順風満帆《じゅんぷうまんぱん》といったところでしょうか。しかし、「本当にこれでいいのか」という疑念は、私のなかで消えることはありませんでした。毎年来年度の成長率の話をし、常に相手の裏をかいて出し抜くことにエネルギーを使うことが、非常にしんどいと感じていたのです。また、自分はそうした競争に向いていないことにも気づいていました。当時はそれを忘れようとして、週末になると海に出かけていったものです。その頃は、サーフィンに加えて乗馬も始めていました。自然や動物とふれ合っているときだけ、つかの間ですが、迷いから解放されるのでした。

最初の転機が訪れる

32歳になる頃、仕事よりも週末の時間に充実感を覚えるようになった私は、40歳になったら仕事をやめて移り住む計画を立て、週末を過ごすための土地と家を千葉に見つけました。自分なりの「定年」の目標を40歳に定めたわけです。そうして、金曜日の仕事を終えてから千葉に行き、土日をそこで過ごして、月曜日の朝4時頃に車で戻ってくる、というライフスタイルを過ごしていました。しんどいけれど、金曜日には遅くなってでも車で千葉に帰り、月曜日はどんなに疲れていようと朝には東京に戻る。週の半分は田舎生活でした。その頃から、どんどん意識が都会の生活から離れていき、東京にいる間はあまり満足できなくなり、千葉に行ける金曜日になるとうきうきしていました。

そこに、転機が訪れました。その当時、千葉の家の近所に、アンソニー・ウィルヴィーさんというイギリス人で、アウトドアのトレーニング・スクールの主宰者が住んでおり、彼の主宰する研修場を見つけたのです。そこでは外資系企業の人たちが集まり、セミナー合宿のような形で営業戦略、あるいはマネジメントのテクニックを、アウトドアのツールを使って教わっていました。アメリカやイギリスには、そういった研修場が多くあります。たとえば、ロック・クライミングというアウトドアのツールを使って、「自分の限界にいかに挑戦するか」ということを考えるのです。

アンソニーと話をしてみると、研修場ではアウトドアのスキルを教えるトレーナーはいるけれど、ビジネススキルを導いていく人がいない、という。そこで、私がいままで仕事で学んだ経験や勉強を生かして、チームワークや信頼関係を促進する仕事を受け持ってくれないかと頼まれ、引き受けることにしたのです。いま考えると、このことがとても大きな転機でした。「自然にふれること」と「仕事」に初めて接点が生まれたのです。自分のライフスタイルの中で偶然出会った仕事でしたし、体も動かせるものでしたから自分にぴったりだと思いました。ようやく「本当にこれでよいのか」という迷いから解放された感覚がありました。今後ずっとこの仕事をするかどうかはわからないけれど、この方向に、自分の可能性を感じたのです。

その直感は大きくははずれていなかったと思います。研修場で仕事をするようになって、逆にアウトドアのトレーナーたちから、アウトドアのテクニックを学ぶようになりました。そして、それがきっかけでキリマンジャロに登ることになったのです。

キリマンジャロの強烈な体験

キリマンジャロへは、研修場で知り合った人たちと行きました。１９９１年のことです。キリマンジャロは、タンザニア北部にあるアフリカで一番高い山で、麓《ふもと》のジャングルからスタートし、徐々に景色が変化していき、最後は氷河になっていました。ですからひとつの山で多種多様な表情が味わえます。登り始めは半ズボンで、最後はダウンジャケット。確か、全部で五泊くらいしました。歩きやすい山ではありますが、途中で大雨が降ったり、高山病にかかったりする、大変厳しい環境です。

そこで非常に印象に残っていることがあります。途中、必ず天気が崩れると言われるところがあり、予想通りものすごい大雨が降りました。全身びしょびしょに濡《ぬ》れて、靴もぐちゃぐちゃになりながら、なんとか越えて雲の上に出、そこでテントを張ることになりました。上を見れば星、下を見れば雷でピカピカ光っている状況の中、その日はそのまま寝て、翌朝起きました。次の日、私たちより一グループ後に登っていたスイス人が一人、落雷を受けて亡くなったという話を聞きました。ヨーロッパの人たちはスティックを持って登山する人が多いのですが、そのスティックに雷が落ちて、10メートルくらい飛ばされて落ちていったというのです。そこは、私も通ってきた場所でした。「ああ、あそこが落雷のあった場所だ。人はいつ死んでしまうかわからないのだ」と思いました。大自然のダイナミックな変化と人間の命のはかなさを強く意識した経験でした。

もともと登山愛好家だったわけではありませんが、山に登ることで、ものすごくポジティブなパワーを、山から得られることに気づきました。キリマンジャロを下山した後、三カ月くらいは、体もマインドのテンションも、山を登っていたときそのままのエネルギッシュな状態でした。これは山でチャージされたパワーの密度が濃かったからでしょう。登山が好きな人にとって、山に登ることはエネルギーの消費ではなく、チャージ（充電）ということになるのです。

北極点で死に対する恐怖が消える

キリマンジャロ登頂の後しばらくして、今度は北極点に行こうということになりました。北極点は、陸上にある南極点と違って氷の上にありますから、氷が移動したり溶けてしまうことがあります。目印代わりにポールを立てることもできませんから、いちいちGPS（全地球測位システム）で自分たちの位置を確認しなければなりません。

運がよいときは、自分が歩いている氷自体が北の方に動いて、北極点までの距離が短くなる。しかし運が悪いと、テントを張って一晩寝たら氷が移動して遠ざかってしまった、ということがある。数時間後に自分たちがどこにいるか、誰にも予測できないわけです。これはいわば、人生みたいなものだなと思いました。

実際に氷の上を歩くのは六日間、その前二日間はトレーニングに充《あ》てられていました。モスクワからチャーター機でロシアの北方の小さな町まで行って、そこからさらにヘリコプターに乗り換え最北端の氷の島まで行きます。歩き出したのはそこからさらにヘリコプターで移動する北緯89度、何もない氷の上に荷物と一緒に落とされて行程がスタートしました。

主食は半生のベーコン。それもとんでもなく大きな塊《かたまり》です。そのほかにはスイスチョコレートの塊とナッツやパワーバーもありましたが、途中で補給することができませんから、食料は全て自分の分を担《かつ》いで、最後まで補給なしで少しずつ食べるのです。そしてウィスキーの小瓶も持っていました。外気は暖かいときで氷点下40℃でした。

初めて命の危険を感じたのは、北極点を目指してから三日目でした。エネルギーをすっかり消耗してしまって歩くこともできず、「どうしてこんなところに来てしまったんだろう」と、ふてくされた気持ちになっていました。しかし、そのエネルギーすらなくなって、「やれるところまでやったんだから、これで死んじゃってもいいんじゃない」というマインドに変化した瞬間、不思議なことに空に晴れ間が拡がり、体が温かくなってきて、動けるようになったのです。まるで「死んだ」ということを実感した瞬間に、自然が手を差しのべてくれたような感じがしました。

それ以来、死に対する恐怖心はなくなりました。自然とともに生きるということは、全てを自然に委《ゆだ》ねるということなのだ、とわかったのです。そのことを受け入れることができないうちは、人は非常に大きなフラストレーションを抱えることになってしまうのです。

いよいよ北極点に着くと、GPSを使ってぴったり90度になる場所を全員で探しました。しかし、どこを探しても、「90度ちょうど」という位置はないのです。30分間くらい探し続けましたが、数字は微妙に90度に足りなかったり大きかったりして、常にフラフラしている。そのとき、絶対的な概念ということがいかにナンセンスなことか、気づきました。実はないものを探しているから見つからないのだ、ということをそこで実感したのです。つまり、すでに90度には到達してしまったが、同じところにはとどまれない。自分も自然も常に変化しているのだから、その変化を楽しむことこそが、楽しく生きていくことの鍵だとわかったのです。

日本のヨガ黎明期

最初の師と出会い、ヨガスタジオを作る

私のヨガの最初の師であるナンシー・ステッカートさんとは、北極点到達の年に出会いました。彼女がたまたま東京に来ていたときに、会ったのがきっかけでした。以前からヨガに興味があったわけではありませんでしたが、実際にふれることができる機会が訪れた、じゃあやってみよう、というくらいの気持ちでした。

ナンシーはコロラド出身で、アイアンガーヨガという、ヨガの種類の指導資格を持っていました。アイアンガーヨガは、その名の由来にもなっているB・K・S・アイアンガー師が確立したヨガで、ナンシーはインドで彼に直接師事していました。後年私

がアシュタンガヨガ（ダイナミックに呼吸とポーズをリンクさせて行う種類のヨガ）の指導を受けたインドのパタビジョイス師とアイアンガー師は、もともとクリスナマチャリヤという同じ師から習っていますから、どちらも同じルーツということになります。

ナンシーと出会って、自分もヨガを実践し始めた頃、日本にはまだヨガを習うのによい場所がありませんでした。そこで、「ないなら、作ろうか」ということになったのです。そうしてできたのが、現在荻窪《おぎくぼ》にあるインターナショナルヨガセンター（通称ＩＹＣ）です。１９９４年のことです。ここはもともと私の会社のビルで、それまでは別のところに貸していました。なぜまた荻窪なのかというと、購入当時はまだバブルよりずっと前で、安く土地を購入することができたのです。ビルを買って、賃貸で運営をしていました。設立したときにはすでに会社を任されていたので、ビルをどうするか、ある程度自分で決めることができた。そんなときに、たまたま場所が空いたので、「じゃあ、ヨガのスタジオにしよう」とうまい具合に話が進みました。ただ、そのときはとにかくスタジオを作りたいと思っただけで、将来ビジネスとして展開するということは特に考えていませんでした。

スタジオを作った初めの頃は、ほとんど手作り。ライトを自分で取りつけたり、大工さんを呼んで一緒にフロアに板を貼ったり。当初、先生はナンシー一人だったので、クラスは週にせいぜい三クラスぐらい。だったらビジネスというよりも、自分でもやってみようかなと思って始めたのです。その頃は自分で貿易の仕事もしていて経済的に安定していたので、わりとゆとりがありました。自分にとっては、ある意味人生における先行投資のようなものでしたから、その後ヨガが自分の生活の糧《かて》になるなんて、当時は全く考えてもいませんでした。

IYCがスタートした頃

ＩＹＣがスタートしたときは、生徒も少なく、決して順調ではありませんでした。今日三人クラスに来たと思ったら、次のクラスではゼロだったこともあった。ほとんど宣伝らしい宣伝もしていませんでしたから、口コミだけが頼りでした。

そうして一年か一年半くらい経った頃、ある宗教団体が引き起こした一連の事件が世間の耳目《じもく》を集めました。彼らもヨガを修行に取り入れていたため、「ヨガはよくない」というイメージが拡がってしまったのです。私たちがＩＹＣでやっているヨガは全く形態の違うものなのに、ヨガ自体がまだ日本でそれほど知られていなかったため、同じように捉えられてしまいました。当時、来ていた生徒さんたちの九割以上は外国人で、自国のアメリカやヨーロッパではヨガはあたりまえのこと。ですからＩＹＣでは、そのような問題は、自分たちとは関係ないことだと思っていました。

むしろ、ほかのヨガ道場が閉鎖されてしまったため、よその生徒さんがＩＹＣに来るようになって、生徒数は逆に安定して増えていきました。ＩＹＣには警察も来ませんでしたから、安心して来られる場所だ、と。一時期、そのような宗教団体に入っていた人たちがやって来て、「受け入れてくれませんか」と言われたこともあります。でも、そういう人に限って、何かにすがるように頼っているみたいなところがあって、見るからにエネルギーが暗い。私たちがヨガで伝えようとしていたのは、西洋で広まったヨガを通じて、自分の中をキレイにし、自信をつけ、体を柔軟にし、バランスをよくすることであり、それはとてもパーソナルなトレーニングです。一人ひとりが、自分自身を開発していくことに徹していましたから、みんなで何かを一緒にしましょう、ということはあまりないのです。少なくとも、同じスタジオに所属するからといって、画一的な集団行動は求められません。宗教で、修行の手段として使われるヨガとは全く異なるものなのです。

女性の生徒が集まる

ヨガスタジオを始めたばかりの頃、まだ生徒数は少なかったですから、先生と生徒の距離が近く、とてもアットホームな雰囲気でした。ヨガを教えるだけでなく、車座になって会話を楽しんだり、トレーニングの後に一緒にお茶を飲みに行ったり、ときには生徒の人生相談を受けるようなこともありました。インドではヨガをやっている人には圧倒的に男性が多いのですが、日本ではヨガというものへの認識や、女性と男性の社会的な立場の違いなども関係してくるのでしょう、ＩＹＣに集まる生徒の多くは女性でした。

男性と違って女性の場合、悩んでいることやストレスがあると、人に話すことで楽になるようです。悩みを打ち明ける、という行為自体にひとつの自己表現のような部分があるのかもしれません。そんなときに、何か自分の答えを言うと、かえって逆効果になってしまうこともありました。これはナンシーが教えてくれたのですが、こういうときにもっともよい対応は、特に何か自分の意見を言ったり有効なアドバイスを与えるわけでもなく、とにかく話を聞くのに徹することです。多くの場合、最初から本人の中で答えは出ているのです。私は、ナンシーの言うとおり、黙って相手の言うことに同意し、受け入れるように努めました。

それが功を奏したのか、女性の生徒が急に増えました。もともとアイアンガーヨガには調子の悪いところを直していくという目的もあるのですが、この頃のＩＹＣは、カウンセラーのような役割も果たしていたように思います。こうして、まずストレスや悩みを抱えた女性が、ヨガに関心を示し始めたのでした。

開かれた「ヨガのデパート」に

最初の数年間はナンシーが主にヨガの指導にあたり、私も最初のうちはナンシーが実践しているアイアンガーヨガのトレーニングを習っていました。そうして、ＩＹＣがヨガスタジオとして軌道に乗ってきたと感じたのは、三年目頃でしょうか。ナンシーが旦那さんと一緒に帰国することになったので、代わって私やほかのインストラクターたちが教えるようになりました。

また、私自身がヨガ以外のスピリチュアルなものに興味が湧いて、ヒーリングやチャネリング、霊気、マッサージ、セラピーなど、あらゆるものを体験するために色々な場所に顔を出すようになりました。講習やレクチャーに出て人と知り合い、そこで知り合った人が今度はIYCに来るようになって、さまざまな領域の人々と交流を深めていた時期でした。海外にいい先生がいると聞けばすぐに現地に飛び、瞑想《めいそう》やマッサージなど、スピリチュアルな実践は一通り吸収しました。

IYCのプログラムには、ヨガ以外にも太極拳や気功のクラスも取り入れ、ワークショップやイベントを開催するたびに、人が徐々に集まってくるようになりました。月に一度、無料参加で、各自が好きな食べ物を持って来るポットラック（一品持ち寄り）パーティを開いたこともあります。当時、日本ではそのような場があまりなかったので、いろんな国の人たちが楽しく、健康的に交流ができる数少ないスタジオとなりました。そこからヨガのプログラム自体も広がっていき、IYCは開かれた「ヨガのデパート」のようになっていったのです。流派にこだわらず、自分に合ったペースで、自分がやりたいと思うメソッドを、好きなだけ選択することができるのです。

当時、日本で「ヨガをやっている」という人はごく限られていて、とても保守的な状況でした。自分のところで教えたことをよそでやることを禁じたり、よそから学ぶことを禁じたため、よいメソッドがあってもなかなか普及しにくい環境だったのです。

私はナンシーから、「ヨガは誰でもどこでも学ぶことができる」というオープンな考え方や実践を学んでいましたから、当初、IYCは特殊なところのように映ったのでしょう。最初の頃はほかのヨガ道場から、「あなたのところとはお付き合いしません」という態度を取られることもありました。しかし、ヨガ道場の生徒も、IYCがワークショップをやると、けっこう参加しに来るのです。ただし、道場の人には内緒でこっそりとやって来る。

ヨガにはそれぞれに合ったレベルがありますから、本当はいろいろ選べる方がいいはずです。当時こそ異色の扱いでしたが、結果的には現在のヨガブームを見てもわかるように、多くの人に支持される素地を作ったと思います。

ストレスケアの方法として注目される

IYCを始めて一年ぐらいは認知度も低く、収益的に釣り合わないこともありましたが、自分でもヨガを教えるようになった頃から、ストレスケアの方法のひとつとして雑誌やテレビでIYCのスタジオが紹介されるようになりました。まだヨガ自体は普及していませんでしたが、スタジオで同時にやっていた、ヒーリングのプログラムが人目を惹《ひ》いたようです。宗教とは関係なく、リラックスしましょう、楽しい人生を送りましょう、といった健康志向のスタジオとして注目されるようになったのです。メディアからの取材も増え、雑誌の『Tarzan』に見開きで特集されたこともあります。

IYCができる前、ヨガを教える場所が都内に何カ所あったかはわかりません。当時ヨガを教えていたところは、「ヨガ道場」と言われていました。「スタジオ」というと、大抵は写真スタジオやダンススタジオぐらいでしたから、IYCはとても新しいスタイルに映ったようです。メディアが注目し始めて、取材を受けた際に私は「ロサンゼルス、ニューヨーク、ロンドンではこれはもうあたりまえなんですよ」とよく言っていました。そろそろ東京でもこういう所が必要になりますよ、と。

ストレス社会の弊害が問題視されるようになり、人々が「癒し」を求め始めた頃、ふと「ストレスバスターズ」という言葉が頭に思い浮かびました。映画の『ゴースト・バスターズ』じゃないけれども、「ストレスを取り除く」というプログラムを考えついたのです。

ヨガの呼吸をして、体のツボをほぐし、気持ちのよい音楽を聴いて、心を落ち着かせるといったヒーリングのプログラムを作り、スタジオでも実践しながら、外の企業に対して「出張指導します」と売り込みました。すると、生命保険会社、銀行、外資系企業などから依頼が来るようになり、外部からもヨガの依頼が入るようになったのです。会社でも、社員のストレスを解消することが喫緊《きっきん》の課題となっていたのでしょう。よくお付き合いのあった企業には、大手の証券会社や女性の多い生命保険会社などがありました。

依頼のあった会社を訪問し、まずどんなプログラムをどのくらいの頻度でやるか、そのために何が必要かを打ち合わせします。それはまさに、いままでの貿易の仕事の延長でした。むしろ、貿易と違って相手を出し抜く必要はないし、相手が求めていることに合わせてこちらから提案することができるので、全く苦にならない仕事です。値段についても、私は自分から設定することはありません。相手に「予算はどのくらいですか」と訊くだけ。どちらかというとお布施《ふせ》に近いような考え方です。

そうして外で教える仕事が徐々に増えて収益も上がり、スタジオが活性化されるようになりました。スタジオで教えた生徒も少しずつ育って指導できるくらいになっていたので、スタジオの仕事を半分に減らし、半分は外で教えるスタイルへと移り変わっていきました。

ヨガが私に来た

日本でもようやくヨガが話題になり始めたのは、私がスタジオを設立してから十年ほどたってからでしょうか。その頃からさまざまなメディアで紹介されるようになり、アメリカではハリウッド女優やいわゆるセレブと呼ばれる人々が取り入れ、美容や健康に敏感な女性を中心にブームが広がっているように思います。女性は自分磨きのために投資したり、アクションを起こす能力に長《た》けています。しかし、本場のインドですら「苦行」「修行」といったイメージで敬遠されているヨガが、物質的に豊かな先進国やセレブたちの間でブームになっているのは、興味深いことです。旅行、美食、エステ……自分にとって心地よくて充実感を与えてくれるものに敏感な人々が、「マインドをできるかぎりシンプルにすること」を目指すヨガにハマっているのです。これは、物質的な豊かさでは得られない心の安定が、ヨガによって得られるということが大きいのではないかと考えます。

実は、私も当初ヨガといえば「女の子がやるストレッチ」くらいのイメージしかありませんでした。実際にヨガを習い始めると、ただキツくてしんどい、という思いが強かったのですが、不思議と「辞めたい」とは思いませんでした。やはり、何かに導かれるようなところがあったのかもしれません。

いま、インタビューなどで「あなたがヨガを始めたきっかけは？」と訊かれると、私はこう答えています。「ヨガが私に来たんです」と。確かに、私にヨガを教えてくれた最初の師はナンシーですが、それは「これがヨガだ」と意識的に感じるようになったのが、彼女を通じてだった、というふうに捉えています。キリマンジャロの経験も、北極点到達の経験も、ある意味私は無意識のうちにヨガをしようとしていたのかもしれません。ただ、そのときはヨガというものが何なのか、まだわからなかっただけなのです。

ヨガブームの到来

「ヨガフェスタ」に数千人が集まる

第一回ヨガフェスタの開催は2004年。私が綿本《わたもと》 彰《あきら》さん（日本ヨーガ瞑想《めいそう》協会総師範）にかけた一本の電話がきっかけでした。「アメリカでやっているようなヨガのコンファランス（大会）を、そろそろ日本でもやりませんか？」と。すると、すぐに「いいですね」という返事。とにかくまず二人で会うことになりました。実は、それまで綿本さんとはあまり面識がなかったのです。もっと言うと、話したこともなかった。ヨガフェスタを開催する意志だけはお互いに確認することができましたが、男二人では形にならないので、誰か女性にもお願いしようということになりました。

「やっぱり女性が多いから、女性へのアピールを考えて、千葉麗子さんはどう？」90年代にアイドルとして活躍していた千葉さんは、タレント活動引退後、出産を機にヨガを習い始め、いまでは自分のスタジオを開設している日本のヨギーニ（ヨガをする女性）の第一人者です。彼女なら女性からの支持も厚く、イメージ的にもぴったりだと思いました。依頼すると、「いいわよ」と快諾。そんなふうにしてトントン拍子に事が決まりました。

ＩＹＣの講師であるバーシャ・リプスカさんと千葉さんが女性のヨガの代表となり、ちょうど綿本さんのお兄さんがヨガマットを販売している会社を経営していたので、じゃあ彼に運営部門をまかせよう、ということになりました。そしてヨガフェスタに参加する先生は、日本でしっかり根付いている人たちを起用しようという話になり、自分たちの知っている先生たちにそれぞれが呼びかけました。当時は、それほど表立って活動していない人がほとんどだったのですが、ヨガフェスタに先生として参加したことをきっかけに、スタジオを作ってしまった人もいます。ヨガフェスタは、ヨガを日本で活性化させる大きな布石となりました。

ＩＹＣ出身のトレーナーは千人を超える

ＩＹＣの特徴なのですが、育った生徒たちとは、いろいろな所で、引き続き関係を保っています。もともとは荻窪のビルの4階から始まりました。九段下がその次。そして荻窪のビルの2階、1階と拡がり、そして六本木、２００８年春にはＩＹＣ神保町も仲間に入ります。そのほかにも、育った生徒たちが、エリアごとにＩＹＣのスタジオとして各地で活躍し始めています。

ＩＹＣの養成コースや集中コースから、いままでに千何百人ものトレーナーを輩出してきました。その中から大勢の生徒たちが、ヨガの知識を得て、さまざまな場所で教え出しているのです。スポーツクラブのインストラクターもいれば、個人指導をしている人もいますし、スタジオで教えている人もいます。できるだけ自由なやり方にしていきましょうというのがＩＹＣの本質なので、ＩＹＣで習ってトレーナーになったからといって、何ら制限はありません。ここから育った生徒たちが自分の出身地に戻り、それぞれが本来のヨガ道場のような場所を作って、ヨガの普及に貢献していくのが理想です。日本全国に、小さな拠点をたくさん作るのです。大都市の大きいスタジオにたくさんのクラスがあるのではなくて、一人の先生が弟子を五人なり十人なりに教えて、その弟子がさらに教えていく方が、結果的に大きな数になります。そういう方法でヨガを伝えていくことが、これからのヨガのあり方だと思っています。みんなが独立して、それぞれヨガの先生であり、ヨガの実践者であり、その周りに弟子がついてくる。そういう方向へと、日本のヨガブームを導いていけるといいと思います。

日本のヨガの普及

いま、日本でのヨガの普及率はどれくらいなのでしょうか。きちんと把握できていませんが、まだまだ少ないでしょう。数字のイメージは全然湧きません。以前、通信教育講座のヨガプログラムの監修をしたことがありますが、問い合わせがたくさんあると聞きました。地方に住んでいて、周りに先生がいない人や、スタジオに通えない人たちのためのヨガプログラムです。まだまだ潜在的な需要は多いはずです。

本来ヨガは先生から習うものなのですが、いまの時代は、DVDやテキストを活用して、少しでもヨガにふれる時間を作ることができるようになりました。画期的なことです。インターネット上で見ることのできるヨガプログラムを最近作る機会がありましたが、それは誰でも無料で見られるのです。ヨガを知りたいと思っても身近に教えてくれる人がいないためにヨガができないより、DVDやインターネットを使ってでもヨガにふれる方がいい。このことについては、次章でもお話しします。

40歳でヨガ中心の生活へ

なぜ私は40歳で自分の進路を変えようと思ったのでしょうか。「この先どうするのだろう、このままでいいのだろうか?」という迷いが消えなかった30代の頃、漠然と40歳が自分にとっての区切りだと思っていたのです。

実際に、貿易の仕事を離れてヨガに集中したいと言ったら、当然周囲の反対にあいました。私の父は、いまでこそ「最近はどうなんだ、よくやってるじゃないか」などと連絡をくれるようになりましたが、当時は大いに反対していた。私が父の仕事を継ぐはずだったのですから、当然といえば当然です。決意することで、自分が変化するだけでなく、自分を取り巻く人たちの見方がこんなにも変わるものなのか、と思いました。

当時は、髪を伸ばしていること自体がナンセンスだと言われていたので、父に会う度に「1000万円やるから、髪を切れ」などと言われたものです。いまでは、「そういえばあの頃、髪を切ったら1000万円くれるって言ってたよね。いまならいつ切ってもいいんだけど」と言って笑っていますが。

周囲の猛反対をどう納得させたのか？　結局、そのときは納得してもらえませんでした。納得させたのではなく、自分がやっていることを進めていくうちに、わかってくれたという感じでしょうか。雑誌に載《の》ったり、テレビに出たり、生徒がこれだけ増えたとか、あるいは地域のこういうことに貢献しているだとか、具体的なものを見せるようにしたのです。本当は、それは私にとって苦痛でした。人にそういうものを見せるためにやっていたわけではないのですから。しかし、生命保険会社からの依頼で開いたイベントの話を父親にすると、「そんなところでもやっているのか。認められてるんだ」と結果的にわかってもらえる。あるスポーツクラブの新しいプログラムのために制作した大きなポスターができたのですが、父はそれを部屋に飾ってくれました。当時は大反対を受けて反目した時期もありましたが、それでもやはり、両親への感謝の気持ちはずっと変わりません。

過去の自分を否定しない

こうして私がヨガの世界に入ったのは、30代も半ばを過ぎてからだった。すでにアメリカにはヨガ・マスターが大勢いました。けれども、私に焦りはなかったのです。逆に、もっと若い頃に始めていたら、いまの私はなかったかもしれない。エネルギーを持て余していた10代を経て、サーフィンやキリマンジャロ登頂、北極点到達の実践から得た非常にスピリチュアルな体験、こうしたものが必然的に私をヨガへと導いてきたように思うのです。全てがパーフェクトなタイミングの中にありました。

実はこれもヨガの修行を通じて会得した考えですが、全ての出来事や状態をパーフェクトだと見なすことで、次に起きる出来事を肯定的に受け入れられるようにするのです。自分が行った過去の行為はみなカルマ（業《ごう》）となって、未来に苦楽の結果をもたらす原因となります。このカルマを否定的なものと捉えると、未来の出来事も全てこの否定的なカルマの延長線上にできてしまう。そうではなく、現在に至るまでの自分を丸ごと肯定することで、これから先に起こることを自分がポジティブに受けとめていけるようになるのです。これはヴェーダ（インドのバラモン教の聖典）の中にも書いてあることで、全ての出来事は繋《つな》がっている、宇宙と一体である、という考え方に由来しています。言葉で言われてもなかなかすぐには納得できないものですが、これもヨガの実践を通じて理解できる。

何か物事を極めようとするにはとても時間がかかります。しかし、極めようとする方向とは一見正反対のように見える道が、実は近道ということもある。無茶をして体を壊したり、「本当にやりたいこと」を求めてさまよっていた時期があったからこそ、このことを人一倍よく実感するのです。

ヨガによるカルマのクレンジング

うまくいかないことがあると、往々にして人は一気に環境を変えようとしがちです。仕事のことや家庭のこと、人間関係など。「とにかく早くいまの仕事を辞めて新しい道を探します」などと言いますが、そういう人たちには「いまやっていることを大切にしながら探せばいいじゃない」とアドバイスしています。確かに、いまやっていることが嫌でしょうがない、ということもあるでしょう。しかし、何かを否定して幕を閉じた状態で次に何かをしても、やはりカルマは続いているわけです。すると、また何か障害が起きたとき、同じような結末を迎える可能性が高い。ですから、変化すること自体はよいのですが、変化の過程で、過去の自分の行為を封印したり過小評価しないことです。嫌な気持ちや、つらい気持ちを残したまま次に進まないよう、新しいことを始める前に一度気持ちを整理すること、これをカルマのクレンジング（浄化）と呼んでいます。

カルマのクレンジングのツールとしても、ヨガは有効です。ポーズや呼吸の練習をしたり、瞑想《めいそう》で自分を冷静に見つめ直すことによって、凝《こ》り固まっていた考えからふっと解放され、「これでいいんだ」と気持ちを切り替えることができる。ヨガは宇宙との一体感を目指して、マインドをできるだけシンプルに保つための修練。これは、世界でも非常にユニークなトレーニング方法です。言ってみれば、ヨガとは、太古から現在まで数千年にわたる偉大な知恵が蓄積された「生活の科学」であり、よりよい考え方や生き方を伝えるツールなのです。人種・年齢・性別を問わず、どこでも道具なしでできるうえ、ヨガで得たことは、生活のあらゆる場面で応用できます。

本書の中で、単なる身体的トレーニングにとどまらない、ライフスタイルであり、生き方の指針でもあるヨガについて、お話ししたいと思います。

第二章　考え方としてのヨガ

一人ひとりに合ったヨガがある

師から学んだヨガ的な考え方

ヨガは考え方や生き方を伝えるツールと言いましたが、もちろん、考え方や生き方をいきなり体得できるものではありません。私も初めの二、三年は、いかにポーズを習得するかといったフィジカルな側面に腐心《ふしん》していました。欧米では一般に、「ヨガはエアロビクスやスポーツの延長線上にある一種の身体運動」と捉えられていますから、私が最初にヨガをナンシーに習い始めたばかりの頃には、そうした指導も受けていました。つまり、「どうすればうまくポーズをとることができるか」というテクニカルな練習です。ポーズを細分化し、骨や筋肉の動きや機能を構造的に分析したり、体だけではない別のツール、たとえば椅子《いす》やベルト、壁などを補助的に用いながら骨格を整え、ポーズを練習していくのです。

けれど、私がナンシーから教わったもっと大切なことは、ヨガの精神的側面、つまり「ヨガ的な考え方」にありました。

当時、幼い子供の母親でもあったナンシーは、ヨガのクラスにもときどき子供を連れてきていました。ところが、子供があちこち走り回ったり騒いだりしても、ナンシーは一向に気にしないのです。子供がどんなやんちゃなことをしても、すごく落ち着いていて、あくまでも優しい。もちろん、言うべきことは厳しく伝えているけれど、決して激昂《げっこう》したり叱責《しっせき》したりしないのです。それを見て直感的に、「ああ、もしかしたらヨガってこういうことなのかもしれない」と思いました。同じように、ポーズがうまくとれなくて悩んでいたりイライラしている人がいても、焦ることもなく、静かに落ち着いて見守っている。時が来ればできるようになることを、知っているからです。ヨガのテクニカルな部分はほかの先生からも習えるでしょうが、こうした物事に動じない大らかな心の持ちようは、ヨガ的な考え方を理解していくうえでとても勉強になりました。

初めの頃、ストレスへの対処や瞑想《めいそう》の仕方については、本を読んで研究していましたが、そのうち、ヨガをしながら自分を客観的に見つめる方が有効だと実感しました。当時は、毎日がポーズの練習でした。無理をするとすぐ体のあちこちが痛みます。だからといって、やりたいポーズはどんどん増えてくる。新しいポーズにチャレンジしたいという気持ちと、体が痛くてそれができないというジレンマに、悩まされました。その頃はアメリカにもたびたび行っていたのですが、現地のヨガのクラスに出てみると、非常にレベルが高く感じる。ついほかの人と比べてしまって、ますます焦りを募らせたものです。

しかし、他人と比較して自分を評価することは、本来ヨガの考え方とは遠いものです。ヨガは、その人の体やマインドの状態に合った練習を行うべきなのです。ヨガの本などを読んで頭でわかっているつもりでも、初めの頃はなかなかそう思い切れない。ところが、ヨガの練習が進むにつれて、自然と得心がいくようになりました。自分が感じていた焦りが、無意味なものであることが理解できたのです。おそらく、体の変化に合わせて、マインドも変化していたのでしょう。ヨガには、自分を苦しめている余計な感情をそぎ落とす作用もあるのです。余分なものを手放すことによって、自分の心の中には本当に大切なものだけが残ります。人は、「本当に大切なもの」が見えないまま、余分なことにばかり心を奪われ、振り回されていることが多いのです。

ヨガとストレッチの違い

ヨガを始める動機は人それぞれですが、中にはエアロビクスや体操の一バージョンとして関心をもつ人もいるでしょう。そもそも、ヨガをストレッチだと考えている人もいるかもしれません。最近のヨガブームで、書店にはたくさんのヨガの教則本が並んでいますが、ダイエットや美容を目的に書かれたものが多いところを見ると、ヨガに身体能力の向上や回復が期待されているのだな、と実感します。

実は、ヨガとストレッチが似ているのは当然です。ストレッチは、もともと戦後アメリカのスポーツ科学者たちがヨガから取り入れて発展させたものだからです。源流はヨガにあるのです。

ヨガにしばらく親しんで段階が進んだ人の中には、ヨガをストレッチとして教えたり実践することを「本当のヨガじゃない」と考える人もいます。私だったら、もし誰かに「ヨガって、ストレッチなんですよね？」と訊かれたら「そうです、ストレッチなんですよ」と答えます。すでに述べたように、ヨガはその人に合ったレベルで実践すればいいのです。仕事や試験のように、締め切りやノルマがあるわけではありません。何かに追われてトレーニングすることはないのです。あるポーズができなければ、できるようになるまで、いつまでも足踏みをしていていい。

ですから、ヨガをストレッチの一種と見なす人にとっては、ヨガはストレッチでいいのです。それぞれの層に合ったヨガがあるだけです。ただし、そこから少し進んで、ヨガにもっと興味を持った人が「ヨガって、ストレッチだけじゃないんですよね」と言ってきたら、「そうです、ストレッチだけではありません」と言って、さらに進んだヨガを教えます。いずれにしても、こちらから押し付けたり、否定するようなものではありません。

自分が、どんなにヨガの瞑想《めいそう》が奥深いものだと知っていても、それを必要としない人にとっては何の意味もないのです。むしろ、ストレッチのように身近に始めることができるから、日本でもこれだけ多くの人がヨガに親しむようになったのでしょう。幅広い層にヨガを認められたからこそ、これだけ多くの人がヨガにアプローチできたのです。こうした背景が、現在のヨガブームに繋《つな》がっています。

求めているものは向こうからやってくる

ヨガは「見えないもの」、つまり、かたちはないが存在しているものや、見えているはずなのに意識にのぼりにくいものを見ようとするトレーニングである、と言えます。現代社会は、科学的な価値観が浸透していますから、目に見えないものや計算できないものは、やはり不安に感じてしまいます。ヨガはそれを見ていこう、感じていこうとするのですから、始めたばかりの人が怖気《おじけ》づいてしまう気持ちもわかります。ですが、無理にすぐ理解する必要もありません。経験を積むことでわかるようになりますから。

たとえば、人生においては、目の前にチャンスが現れたときに、それをパッとつかめるかどうかで次のステップが変わってくる、ということが往々にしてあります。目の前に宝があるのに、あれこれ心配して足踏みしているうちに、自分の前を通り過ぎていってしまう。そういうことも当然あるでしょう。しかし、自分の気持ちを正直に訊いてみると、実は色々な理由をつけて自分自身でブレーキをかけてしまっていたり、あるいは失敗を恐れて本来自分がしたいことを避けていた――こんな経験に心あたりがある方もいらっしゃるでしょう。

向こうからやってくるものの裏側には、自分が本当に求めているものがあるのです。意識の奥深いところで念じていた思いが、次第に周りの環境を変え、自然にかたちになって現れる。いまは意識にのぼっていなくても、知らず知らずのうちに自分の欲する方向に近づき、求めているものが目の前に現れたときに見極めることさえできれば、チャンスをつかむことができます。ヨガとの出会いを含め、自分の過去を振り返ると、そうした経験が人生の要所要所にあったことがわかります。

最初に出会うものが「師」となる

ヨガには「グル」という言葉があります。サンスクリットで「導師《どうし》」、つまり先生を意味します。狭義には単なる指導者というだけでなく、偉大な尊敬すべき人という意味もあります。「ヨガは考え方や生き方を伝えるツール」と述べたように、ヨガを通じて内面の成長を助けてくれる師に出会えれば理想的ですが、必ずしも最初から理想の師を探す必要はない。なんとなく「ヨガを始めてみようかな」と思うとき、人はまず書店で本や雑誌を手に取って眺めますよね。一番初めに手に取ったもの、それがその人にとっての「先生」なのです。ヨガを必要としていれば、最初に出会ったものが、次にもっとヨガに近づくための出会いを引き寄せる。求めているものは向こうからやって来る、という考え方です。それはときに天候などの自然現象であったり、書物であったり、かたちはさまざまです。

地方などに住んでいて、なかなかスタジオで直接指導を受ける機会がない方などから、「DVDを見るだけでは、ヨガは上達しないのでしょうか」という質問を受けることがありますが、ヨガの考え方で言うと、その人にとってはDVDが師なのです。もちろん、ヨガには直接対面しなければ伝わらないこともあります。しかし、本人がそれを求めているかどうかは別です。たとえDVDからであっても、当人がそれを必要としていれば、必ず何かを得ることができる。私も以前ヨガのテレビ番組に出演したことがありますが、驚くほどよく見ている視聴者がいらっしゃいます。こちらが覚えていない細部まで、テレビの映像から読み取っているのです。

反対に、インドで修行を積んだ昔のグルは、弟子に何も教えてくれないことも多かったと言います。何年もたって、ある日突然ポツンと漏《も》らした言葉が、弟子にとってまるで魔法のように道を拓《ひら》く鍵となるのです。そんな宝がいつこぼれてくるかわからない、ヨガの修行とはそのようなものだったそうです。対価を払えば求めるものが得られる、という現代社会とはまるで異なる世界です。

普段から、自分の心の声に耳を傾け、神経を研ぎ澄ましていられれば、自分に必要なことは向こうからやってきます。ヨガで「マインドをシンプルにすること」を目指すのは、余計な騒音を排除して、自分の心の声を注意深く聴きとる耳を研ぎ澄ますためなのです。

ヨガがめざす心身の状態

体から頭へのフィードバック

感覚を研ぎ澄ませるには、体とマインドのバランスが大切です。ヨガでは、ポージングを通じて体とマインドの繋《つな》がりを強固にすることで、このバランス感覚を養います。たとえば、ヨガでいろんなポーズをとっているとき、股関節や首の後ろ、反りかえっているときの腰回りがどんな風になっているか、これは鏡で見て確認するのではありません。あくまで、体中の神経に注意を行き渡らせ、自分の意識だけで感じとるのです。それはまるで、小さな女の子が人形の手足を動かしながら眺めているのと同じように、自分の体を第三者の視点で眺めるのです。ヨガスタジオに、普通のフィットネスクラブにあるような大きな鏡がないのは、そのためです。

そして重要なことは、あるポージング（たとえば、片足立ち）でバランスをとっているときの身体感覚を、脳にたくさんフィードバックすることです。このような、呼吸のほかに身体的な動きを取り入れたヨガを「ハタヨガ」と言い、現在世界で広く行われているヨガのほとんどがこのハタヨガを源流としています。

ハタヨガとは、「ハ」＝太陽、つまり精神エネルギー、「タ」＝月、つまり生命力を意味し、体や呼吸を使って、潜在的なエネルギーを引き出すヨガです。十六世紀にスヴァートマーラーマーが自著『ハタヨーガ・プラディーピカー』で体系化し、その後発展してきました。

ハタヨガがすぐれているのは、体を通じたバランス感覚をマインドにフィードバックすることで、日常生活のあらゆることに応用できる点です。例を挙げると、お金の使い方のバランス、人間関係のバランス、あるいは自然と自分がいる位置のバランス。体調の変化にも、ものすごく敏感になります。

最初、この感覚は何なのだろう、と思いました。ポーズを練習することによって、身体感覚を通常の生活のあらゆる場面にもフィードバックしていく。毎日の変化は小さなものですが、確実に自分のマインドが変化していることがわかります。しばらくあいだを置いてから振り返ってみると、以前と全く違うものの見方をしていて、自分自身が驚いてしまう。そんな変化が起こります。日々の変化も、たとえばポージングを物差しにすることによって把握することができます。昨日まで無理をして力んでいたポーズが、今日ふっと脱力できるようになったり、堅く緊張していた筋肉が急に伸ばせるようになったり。そのとき、体の変化と同時に、確実に自分のマインドは変化しているのです。

体とマインドを仲よくさせる

初め、ポーズを習得するのに精一杯だった私も、二、三年たつ頃にはフィードバックの効果が如実に表れてきました。「体とマインドが非常に緊密に繋《つな》がっている」、車で言うと、ハンドルの微妙な操作が逐一《ちくいち》車輪に伝わって、思いのままに運転ができる、という状況。つまり、「体とマインドが仲よくなる」のです。体とマインドの連携がうまくいくようになると、マインドはとても敏感になります。

マインドの変化は、日常生活の中でも気づくことができます。たとえば、人前で何かをするときの緊張感や、慣れないことをうまくこなそうとする焦り。こうした場面では、「落ち着いて、落ち着いて」と思えば思うほどパニック状態になって、自分のマインドが暴走するのを止められなくなってしまいます。ヨガによって、「体とマインドが仲よくなる」と、このような場面でも動じることなくリラックスして臨むことができるようになります。また、何か体力を使う仕事をするときにも、必要な部位に必要な分だけ力を入れることができるようになりますから、無駄に疲れることがありません。

いま、世界中でこれだけヨガ人口が増えてきたのは、体を使ったハタヨガ的なアプローチが進んだからでしょう。体からマインドへのフィードバック効果は、自律神経を構成する交感神経（覚醒《かくせい》時や緊張しているときに優位になる神経）と副交感神経（睡眠時やリラックスしているときに優位になる神経）のコントロールをスムーズに促します。血圧や心拍数、体内に流れる血液量を調整する役割を持つ自律神経を鍛《きた》えれば、女性に多い冷え性や生理不順、胃腸虚弱や不眠症の解消にも役立ちます。ヨガが健康法として体質改善などに取り入れられているのは、こうした効果によるものなのです。

マインドをシンプルにする

このように、医学的な観点からも効能の認められているヨガですが、ヨガ本来の目的は、内面の充実にあります。ヨガが考える理想的なマインドのあり方は、「シンプルであること」。自分が本当に必要にしていることだけを大切にするために、余分なものをそぎ落としていくのです。しかし、人間とは本来悩みの深い、迷いの多い生き物です。仏教でも人間の煩悩《ぼんのう》は百八つあると言っていますし、ヨガの教典にも同じようなことが書かれています。

逆に言うと悩みが多いからこそ、人間は創造的なのかもしれません。歴史に残る名作と言われるものの多くは、一人の人間の深い苦悩と葛藤が刻まれた彷徨《ほうこう》の記録です。しかし、その道の大家と呼ばれるような芸術家が、晩年になってから非常に単純化された、抑制の効いた表現にたどり着くことがあります。これはヨガのプロセスによく似ています。ヨガでは、「マインドをできるかぎりシンプルに、いまあるがままの状態に満足しなさい」という教えを大切にしています。いますでに自分が持っているエネルギーや能力を充分に引き出すことに重きを置いているからです。

しかし、生まれたばかりの赤ちゃんでもないかぎり、初めからシンプルなマインドを持っている人はまれです。普通、人は日々の生活の中で苦悩、羨望《せんぼう》、嫉妬《しっと》、怒りといった複雑な感情をひとつのマインドの中に同居させています。激しい感情のうねりのなかで、本当に大切なことは埋もれてしまっているのです。

「マインドをシンプルにする」こととは、この混沌《こんとん》としたマインドから、余分なものを取り払うことです。シンプルなマインドには、言ってみれば「何でもOK」という柔軟さと強靭《きょうじん》さが宿ります。私がかつて北極点で経験した極限状態は、ある意味ヨガ的なプロセスに近い状態にあったと言えるでしょう。もうこれで死ぬのかもしれない、でもそれでも構わないと思った瞬間に逆に生きる力が湧いてきた。そのとき、「何かが自分を生きさせてくれている」ということを強く感じたのです。

いままさに葛藤のただ中にある人でも、焦ることはありません。最終的にシンプルなマインドを目指そうと思えばよいだけです。私自身がそうであったように、目指す方向に向かっていくときには、正反対のプロセスをたくさん踏むことが近道に繋《つな》がることが多々あるからです。ヨガは、あなたのマインドの霧が晴れるのを促すトレーニングです。邪念を捨て、ありのまま何でも受け入れることができるマインドこそ、強い。ヨガ的な考え方で言うと、何も持たないことがもっとも自分を豊かにする方法なのです。

欲望の対処法

「邪念《じゃねん》を捨てる」と言っても、修行僧でもない私たちには到底難しいことのように思えるかもしれません。欲望は、人間にとって非常に大きな問題です。ヨガの教典にも、欲望を持ってはいけないと書いてあります。でも、実際にヨガの練習をすると、逆に自分の中に欲望がたくさんあるということに気づかされます。さて、それではどうすればいいのでしょうか。

対処法には二通りあります。ひとつは、欲望があるけれど、教典の教えにしたがって欲望を実現するための行動を起こさないようにすること。しかし、欲望があるのにそれをがまんしていると、欲望のエッセンスがそのまま自分の中に残ります。それはがまんしても消えることはなく、最終的に後悔というかたちで表れることもあります。

もうひとつは、欲望が出てきたと同時にできるだけそれを前向きに実現しようとする方法です。欲望を常に積極的に実現しようとすると、欲望自体が噴水のようにどんどん湧き起こってくるでしょう。すると、持っているエネルギーが欲望の実現のために流れていき、ひとつの欲望の実現が、新たな欲望を生み出す結果となります。ですから、この二つは実はとても危ない方法なのです。では、どうすればいいのでしょうか。

それは、いま挙げた二つの方法を、両方同時に進行させるのです。まずヨガの教典には「欲望をなくせ」と書いてあります。そこで、「欲望をなくそう」と毎日自分に、何度も何度も言い聞かせるように念じるのです。これを「マントラを唱《とな》える」と言います。「マントラ」は「真言」「真理」といった意味。マントラを唱える効力は、「真言」や「真理」に基づいた言葉を何度も繰り返し念じ続けるうちに、自分が自然その言葉のとおりに行動するようになる、ということ。

たとえば、欲望を制御できない自分がいるとします。教典には「欲望をなくしなさい」ということとともに「同じことを続けなさい」とも書かれています。そこで、「欲望がなくなるように」というマントラを唱え続けながら、同時に自分の正直な欲望にしたがって、それを実現させるような行動を起こすのです。マントラを唱えずに欲望に従うと、欲望はさらに増大してしまいますし、かといって欲望をがまんしてしまうとたくさんフラストレーションがたまってしまう。そこで、マントラを唱えることと欲望の追求を同時に行うのです。

すると、不思議なことですが、次第に欲望が抑えられるようになる。難しいことのようですが、欲望を満足させてしまうと、マインドからその欲望が抜け落ちていく。ある別の欲望がまた現れたとしても、「もうこれくらいでいいんじゃないか」と思えるようになるのです。そこにがまんというフラストレーションは生じません。ヨガの実践では、自分の心の声に正直に生きることと、ものに捉われないようにするということ、この二つが同時に進むのです。

これは私が自分の経験に基づいて獲得した方法ですから、この方法に名称などはありません。教典はそもそも欲望の追求を認めていないわけですから。「教典に書かれていないことを、先生はすすめていいのですか」と生徒に訊かれれば、「そうですね。うまくいかなかった場合は危険ですね」と答えています。私がこの方法をとるのは、私自身が実際にやってきた方法だからです。私の方法が全ての人に合っているかどうかはわかりませんが、私と同じように迷いや疑問を抱えている方はたくさんいます。私の方法は、現代の社会に生きる人々にむしろ合った方法かもしれないと思うのです。

「無」とは、「全て」である

欲望がなくなって、邪念《じゃねん》が消えてしまったら、まるで世捨て人のようだ、と思われる方もいるかもしれませんね。「無」と聞いてみなさんが連想するイメージは、もしかしたら「虚無」「無力」といった負の概念かもしれません。しかし、ヨガにおいては「無」の状態こそ豊穣《ほうじょう》であり、全ての源泉なのです。どういうことでしょうか。

「自分」という意識や行為をつかさどる主体を、「自我（エゴ）」と言います。私たちは通常、エゴという個性によって色づけられためがねを通じて物事を眺めています。自分にとって興味のないものは目に入らなかったり、逆に好きなものがうんとすばらしく映ったりする。このように、普段私たちはいろんなものを見ているようで、実は限定的なものしか見ていないのです。

ヨガの練習を積むと、このエゴが消え、色めがねをはずして物事を眺めることができるようになります。いままで限定的にしか見えてこなかったものが、全て等しく自分の目に映るのです。自分自身の経験や知識によって作られた先入観や偏見が取り去られ、全てのことをまっさらな状態で味わうことができます。この、エゴが消えた状態、それが「無」という状態なのです。ヨガにおいて、「無」とは「全て」であることと同義です。「全て」というのが漠然としていてわかりにくければ、「宇宙」と言い換えてもよいでしょう。とにかく、自分という小さな存在を超えた大きな拡がりを感じることができるのです。

これは、ヨガだけに限らず、楽器の演奏などにもあてはまります。たとえば、ヴァイオリニストであれば、練習を重ねるうちに、演奏している「自分」という感覚が消えて、体もヴァイオリンも一体となった感覚を覚えることがあるといいます。それが「無」の感覚です。この意識の状態に到達するまでにはある種の修練が必要です。ひたすら淡々と練習を重ねていくことが大切です。ヨガは、その修練に非常に適したトレーニングだと思います。

ヨガで病気は治せるか

ヨガで、身体機能を向上させるだけではなく、「病気を治そう」という考え方もあります。体のクレンジングによって、体内から病原菌や病巣を追い払おうとする考え方です。この考え方が間違っているとは思いませんが、かといって西洋医学を否定するつもりも全くありません。

たとえば、多くの病気の中でも、がんはもっとも注目されている病気ですが、これをヨガだけで治しましょう、とは決して言いません。がんなどの変異は、ある日突然できるわけではなく、長い時間をかけて原因が作られているわけです。ヨガは急激に何かを変えるものではありませんから、できてしまった病巣をヨガで取り除こうとするには大変な時間がかかります。

限られた体という生命体を保って、いかに生きていくかということを考えると、やはり手術などですぐに目に見える効果をあげることが肝要でしょう。体をできるだけ長生きさせて、そのうえでヨガの練習をしていけばよいのです。

ヨガという考え方

ヨガの究極は一体感

「ヨガ」という言葉を直訳すると「ひとつになる」「合体する」「交わる」「進むべき道」など、色々な意味があります。いま、世界で広く行われている「ヨガ」の最終的な目的は、「一体感」を味わうことである、と言えるのではないかと思います。

なぜ「一体感」が重要なのでしょうか。これは裏を返せば、私たちは普段、一体感を感じることができない、ということです。あたりまえのようですが、人間は一人ひとり、体も性格も考え方も異なります。違うからこそ葛藤や競争、対立があるわけで、それをどう克服するかというのが全人類的な課題となってくるのです。宗教間の対立においては、人々の価値観が激しく違い、お互いに認め合うことができないために多くの紛争や諍《いさか》いが絶えず生じています。その違いを認めることは、多くの勇気や知性を必要とすることです。これは、多くの人にとって非常に難しいことです。

ヨガは、ポーズやそのほかの実践を通してこうした葛藤を克服し、一体感を得るものです。ただし、ヨガの場合は、ひとつの価値観を押し付けることはありません。自分の意識の中に「全てのものが自分の一部であり、自分は全てのものの一部」という意識を芽生えさせる。地球上で、たとえお互いがいまは近くにいなくても、それぞれが存在すること自体は続いていく。そして、全てが自分の一部として繋《つな》がっているものだと捉えるのです。

ヨガは、自分とは違うものが集まってひとつの宇宙をなしていることを、体を通じて理解する方法なのです。私たちはみなそれぞれ異なっているけれど、同じひとつの宇宙をかたち作っている。その意識を、生活の中にまで溶け込ませるには、やはりある程度の修練が必要になるのです。

山を動かすのではなく、山の見方を変える

みなさんのお話を聞いていると、「周りがああだから、自分はこうなってしまうん

です」という言い方をされる方が多いようです。「どうしたら環境を変えられるでしょうか」という質問があると、私は「まずはそのままにしておきましょう」とお話ししています。そして、「いまの環境の中で、自分が何をすればよいのか」という話をします。ある状態に対して、自分は怒りを表現するのか、それともがまんして現状を打破する努力をするのか。たとえいずれを選ぼうが状況に変化がなかったとしても、変わらない状況の中で疑念や葛藤を持ち続けることで、自分の感覚や行動パターンも変化していきます。

山を動かすのは大変ですが、山そのものに対する見方を変えるように、自分を変化させることが大切なのです。「それでは相手に合わせているだけで、自分が弱くなってしまうのではないか」と思われる方もいるでしょう。しかし、圧倒的な不可抗力に対して、自分を変化させられる柔軟性を備えている人の方がずっと強いのです。ヨガは、ポーズやそのほかの練習を通じて自分を柔軟に変化させることができます。柔軟に変化できるということは、何が起きても動じない強さを手にすることになるのです。ヨガが目指しているのは、そういう強さです。

〝全てが変わる〟ということが変わらない

私のヨガスタジオに来ている生徒が、練習が終わってから質問をしてきました。「先生、世の中の普遍的なものって何でしょう」と。深い質問です。「全てのものがさまざまに変化している中で、これだけは変わらないんだというものがあってほしい。それは何でしょうか」というのです。

そこで私は「全てのものは変化しますよね」と言いました。生徒は「そうですね」と頷《うなず》きます。私は続けて、「全てのものは同じ所にいないで、ある時間の流れの中で必ず変化するということをあなたは理解している、そのこと自体が普遍的なのです。つまり、〝全てが変わる〟ということが変わらないことなのです」と言ったのです。するとは納得した様子でした。

しかし、続けて「私たちを含め、全てのものは変わるという原理そのものが変わらない、といま言ったけれど、それもある限定された考え方の中でそう思っているだけかもしれませんね」と付け加えました。「だから本当は変わらないものがあるのかもしれません」と。こう言うと「じゃあ一体それは何なのか」と問いたくなるでしょう。

しかし、私は「全ては変化する」ということと、「変化しないものがあるかもしれない」、そのどちらもありうると思えることが、人生を楽に生きて行けるマインド（意識）だと伝えておきました。

大切なことは、「変化していくもの／変化しないもの」といったことに対し、あまりこだわらず、どちらになってもＯＫであると受け入れる柔軟性を持つことです。そうした意識が、自分のヨガ的なライフスタイルを形成していく基盤となるのです。

第三章　実践としてのヨガ

自分の呼吸と出会う

呼吸があって活動がある

さて、この章ではいよいよヨガの実践についてお話ししたいと思います。

ヨガをする際に一番大事なのは呼吸です。人間が何かを行うときには、必ず呼吸が伴います。ヨガのポーズを取るときだけでなく、部屋を掃除する、身支度をする、といった身近な行為でも、何かアクションを起こすときには、そこに必ず呼吸がついてきます。呼吸をする、ということももちろんひとつのアクションですが、生まれてから死ぬまでずっと繰り返し行っているのが呼吸だということを、みなさんは結構忘れているのではないでしょうか。

普段私たちは自分でもあまり意識せずに、「吸う」と「吐く」という呼吸の二つの動きを自然にしていますが、時々びっくりしたり緊張したりすると、呼吸は止まってしまいます。心が満ち足りているときには、呼吸は落ち着きます。実は、呼吸をどこでどう行うかということと、自分の行動や精神のあり方の間には、非常に深い関係があるのですが、それを意識することは非常にまれです。

まずは日常生活の中で、どんな場面でもよいので、少しでも呼吸に意識を向けてみることから始めてみましょう。スムーズに呼吸をしようと意識すると、いま自分が起こそうとしているアクションと呼吸とが深く関係していることがわかってきます。そうすると、呼吸の仕方ひとつで、自分の行動の質がさらに高まり、結果も違ってくるのです。

たとえば、パソコンに向かって集中しているときに自分の呼吸に意識を向けると、呼吸がとても浅くなっているのに気がつきます。そこで深く呼吸をすると、集中していた頭に新鮮なエネルギーが流れます。気がついたときで結構ですので、1〜2分の間、深呼吸をしてみると頭もすっきりして引き続きパソコンに向かうことができます。もっともよいのは、パソコンに向かったり、ほかのことをしているときも、常に同時に呼吸法を忘れないように心がけることです。

いまでこそヨガの考え方が少しずつ広まってきましたが、ヨガのことを知らない限り、呼吸を意識することはほとんどないでしょう。たとえば、何かの発表会やスピーチの機会が訪れたとします。そういうときは、とても緊張して、体が震えてきたり、緊張をほぐして安定させようとするあまり、さらに心と体のバランスが崩れた状態になったりするのが常です。「そんなときには深呼吸をしましょう」と昔からよく言われていますが、実際に緊張したときだけでなく、普段の生活から深呼吸を心がけていると、いざというときに緊張しなくなります。深呼吸は、目が覚めてから寝るまで、いつでも実践することができる呼吸法のひとつです。

私たちは普通、歩いたり、走ったり、テニスをしたり、または、リラックスしたり、怒ったり……といったさまざまな行動や心の変化に応じて、それぞれ違う呼吸があると思っています。ゆっくり歩けば、あまり息はあがらないかもしれませんが、走ると呼吸のリズムは速くなっていきます。「活動があって呼吸がある」という考え方です。しかし、ヨガを行うと、これとは逆の考えがあることもわかってきます。つまり、「呼吸があって活動がある」という考え方です。さきほどの深呼吸のように、ある一定の呼吸を心がければ、普段なら慌《あわ》ててどうしようもなかった物事が落ち着いて実行できたりと、行動が自然と変わってきます。つまり呼吸が主体となって、行動が変わっていく可能性がある、ということをヨガから学べるのです。

呼吸をするということは誰でも知っている単純な事実。しかし、ヨガではその呼吸のアクションを通じて体にエネルギーが出入りする、そういった自然の気の流れを頭で感じることが重要なのです。前章でも述べたように、呼吸とエネルギーの繋《つな》がりから、心と体、そして人間と宇宙のエネルギーとの関係がわかってくるのです。

ヨガの八つの実践

私が実践しているヨガの流派のひとつ、アシュタンガヨガの「アシュタンガ」とは、サンスクリットで「八本の枝＝八支則《しそく》」を意味します。言葉だけだと少し難しい気もしますが、それは古いヨガの教典に記されているもので、簡単に述べると、以下のようなヨガの八つの実践内容を示すものです。

①ヤマ＝禁戒《きんかい》（ほかの人や物に対して守るべき五つの行動パターン：暴力を振るわない・盗まない・正直になる・性的欲求に溺《おぼ》れない・物質欲にとらわれない）

②ニヤマ＝勧戒《かんかい》（自分に対して守るべき五つの行動パターン：清潔を保つ・必要以上に贅沢《ぜいたく》をしない・自分を鍛錬《たんれん》する・精神向上に努める・献身的な気持ちを持つ）
③アサナ＝坐法《ざほう》（ヨガポーズのこと）
④プラーナヤーマ＝調気《ちょうき》（呼吸法のこと）
⑤プラティヤハーラ＝制感《せいかん》（感覚を閉じ込めて周りの物が気にならないようにすること）
⑥ダーラナ＝凝念《ぎょうねん》（集中力をつけること）
⑦ディヤーナ＝静慮《じょうりょ》（瞑想《めいそう》の状態）
⑧サマーディ＝三昧《さんまい》（悟ること）

これら八つのことを理解して、それをもとにヨガの練習を続けていきなさい、そうするとヨガ本来の意味である「一体感」というものに自分の意識が向かっていきますよ、とヨガの教えは説いています。この「一体感」を味わっている状態をヨガでは「悟る」と言うのです。

八つの中の四番目に注目してください。「プラーナヤーマ」という呼吸のコントロールがあります。これは「エネルギー」を意味する「プラーナ」と、「コントロールする」という意味の「アヤーマ」が組み合わさった言葉です。呼吸の意識的なコントロールが、活力に満ちて日々を生きていくのに欠かせない、エネルギーのコントロールに繋《つな》がる。ヨガでの呼吸の意義は、そう理解すればよいと思います。

マインドを目覚めさせる

呼吸で吸っているのは酸素だけではありません。宇宙、空気中に浮遊している「プラーナ」も吸っています。プラーナとはエネルギーの素《もと》のようなもので、ヨガでは生命力に欠かせないエッセンスがたくさん含まれているとされます。プラーナを吸っている感覚といっても、きわめて静かな、空気の澄んだ場所で呼吸をする場合と、閉塞《へいそく》感のあるビルの中で呼吸する場合とでは、全く感じ方が違います。

みなさんにも経験があると思いますが、緑の生い茂った、空気のきれいな森の中で呼吸をすると、それだけでもすがすがしい気持ちになります。新鮮な生野菜やフルーツ、木の実などのローフード（食材を生のままか、あまり加熱しない調理法。一般には46℃以下がすすめられている）もそうですが、鮮度がよくみずみずしい食物の感覚は、私たちも普段から味わっています。呼吸もそれと同じなのです。ヨガでは「呼吸を味わう」という言い方をしますが、呼吸によってエネルギーをあたかも食べるようにして体内に取り込み、それを生きる力にするのです。いまここで「味わう」ように息を吸ってみてください。どんな感じがするでしょうか。

ヨガの呼吸のオーソドックスな方法は、鼻から息を吸って鼻から出す、というものです。鼻の内側の粘膜《ねんまく》はたいへん敏感で、鼻から息を吸うと、トンネルに空気がすーっと通るように、空気が鼻の内側の粘膜を刺激していきます。粘膜が刺激されると、鼻《び》腔《くう》内の細胞が目を覚ましたように起きあがってくる。鼻の粘膜の細胞から脳に刺激が伝わって、脳もさえてきます。鼻がツーンとするほど外が寒いときに鼻で呼吸すると、頭までツーンとする感じを味わったことはないでしょうか。鼻を使った呼吸法を意識することによって、マインドがさらに目覚め、感覚が一段と敏感になるのです。味覚を感じとるのは舌ですが、鼻の内側の粘膜が舌のような役割を演じて、嗅覚《きゅうかく》がさえると同時に呼吸の味を感じ取る繊細さを目覚めさせるのです。

ヨガでは、右の鼻孔は太陽、つまりどちらかというと体を温める方、左の鼻孔は月、つまり体をクールダウンする方だとよく言われます。それら左右の鼻孔を用いた呼吸によって体温のバランスを取るのです。エネルギーが流れるのは鼻だけではありません。鼻以外にも、エネルギーが流れるライン、いわゆるツボのようなものが、背骨を中心にそれぞれ体の末端へと分かれて存在しており、ヨガの教えによるとそれが７２０００カ所もあると言われています。

呼吸のリズム

どうしたら呼吸を意識的にコントロールできるのでしょうか。そのためにはまず「吸う」「吐く」という呼吸の二つの動作を同じボリューム、同じ長さにすることが重要です。息を吸うと、外からエネルギーを体内に取り入れるので、自分の内側が拡がります。反対に息を吐くときは、体内にあったエネルギーが外に還元されるので、その分だけ自分の体内が縮む。呼吸を介したエネルギーの交互作用によって、自分の体内と外側の自然環境が、宇宙というひとつの大きな存在の中で「拡がる動き」と「縮む動き」を交互に繰り返していることに気づきます。

このとき、呼吸のボリュームと長さを一定にしておくことによって、外側の自然環境と自分との間でエネルギーのバランスが取りやすくなります。極論すれば、何かから分離されて単独で存在しているものは宇宙の中には存在しません。全ては繋《つな》がっています。目の前にあるコップも、無からいきなり生じたわけではなく、それを構成している物質（元素）を遡《さかのぼ》っていくと、何千年も前の昔に生きていた動物の体の一部だったかも知れないのです。雨が降り、河となり海となり、蒸発して雲となるように、木が朽ちて落ち葉となり、大地へと分解されて、新芽を育むように。自然の中で、あるいは、自然と生き物の間で、絶えず物質とエネルギーを介したやりとりが行われています。こういうことは理屈ではわかっても、それを毎日感じながら生活するのは簡単なことではありません。存在する全ては繋がっていて、エネルギーの交互作用の中で循環している。呼吸を通じてこのことが感じられると、それだけで日常はガラッと変わってきます。

そんなに難しく考える必要はありません。たとえば、いまから10分間、息を吸って、吐く動作を、なんとなくではなく、意識的に感じる練習をしてみましょう。自分の呼吸のアクションが一体どうなっているのかを冷静に感じ取ったら、次は、意識して「吸う」のと「吐く」のが同じようなバランス、ボリューム、長さになるようにします。基本は、1、2、3、4というふうに4拍子で吸う、そして今度は、1、2、3、4と4拍子で吐く、の繰り返しだと思ってください。最初はメトロノームなどの道具を使ってリズムを意識的に合わせていくと、呼吸のバランスが時間の流れの中で学習できます。

ある程度その練習を続けたら、今度は音に頼らず、実際に呼気が入ってくる感覚を自分で感じ、呼吸の長さを自力で調節してみましょう。やがて道具がいらなくなってきます。とても身近で簡単ですが、この練習を重ねるだけで、意識が磨かれて非常に敏感になってきます。

呼吸法とはつまり、自分の意識を磨くために呼吸を一種のツール（道具）として使うわけです。呼吸を特に意識せず、スポーツや勉強といった活動を通じても意識は磨けますが、それには運動器具や勉強道具といった自分の外側のツールを使わなければならない。しかし、呼吸の場合はツールがいりません。呼吸することは体とくっついている。つまり、どこにいてもできることです。ご飯を食べていても、電話をしていても、本を読んでいても、吸っている、吐いているというアクションは止まらない。だからこれは、常に行われているアクションをしながら、「拡がる動き」と「縮む動き」とを通じてバランスを整える、それを意識に感じ取らせる練習なのです。

自然の調整力を感じ取る

呼吸は、呼気と吸気の時間やボリューム、バランスが乱れると、どこかにゆがみが生じます。たとえば、吸う時間が短く、吐く時間がとても長い状態が続くと、どこかで息苦しくなってきたり、あるいはもっと息を吸いたくなったりという、心地よくない感覚がどこかで必ず出てしまいます。そこでがまんをすると、ストレスがたまり、体のどこかに支障が出てくる。呼吸の流れが乱れた状態で毎日を過ごしていると、寝ているときにマインドがアグレッシブに動き出し、興奮してよく休めなかったり、あるいは血圧の問題として体に表れたり、恐怖心が強く湧きあがってきたりと、心身にとってネガティブな作用を日常生活の中で感じることが増えるものです。

天気にも、宇宙にも、生老病死《しょうろうびょうし》という人生の流れの中にも、急激な変化が起きると、それを調整するアクションがどうしても必要です。人間も一生懸命にがんばるだけでは、いつかバタッと倒れてしまう。そのときは少し休まないと、次に行けません。しかし、大きな変化もなく平穏無事に毎日を過ごせばよいのかと言われれば、そうではありませんし、そう簡単にいかないのが現実の生活。そこで、自分の呼吸に重きを置くことによって、激しい環境の変化の中でも自分が冷静にいられるようにすればいいのです。周りは変わっても、呼吸の仕方ひとつでそれに対応する。これが呼吸の効能です。

大自然というのは、変化の流れの中で自然に調整をしています。ダーッと嵐が来て激しいエネルギーが動いた後は、すーっと引いて穏《おだ》やかで静かな状態になる。自然界の天変地異《てんぺんちい》と同じように、人間も激しく変化を遂げること自体は構わない。ただ、ヨガで言われるのは、嵐が来ても、地震が来ても、周りがどんな状態になっても、冷静に対処していれば自然の調整力を感じ取ることができる、ということです。

混乱や対立、無秩序が目の前にパッと現れたとして、それを無理やりコントロールしようとしない。むやみに、「こうしなければ」と思わない。そうすれば、自然の流れにしたがって、物事は次第に融和、調和し、調整されて元の自然の姿に戻る。自然本来の力を受け入れようとすることで、周りの物事に対して動じなくなる、という態度を保てるようになるのです。

呼吸とポーズはワンセット

呼吸トレーニングの具体的な話に戻りましょう。最初の段階では、たくさんある呼吸法のうち、テクニカルな部分だけをつまみ食いするように練習しても意味がありません。繰り返しますが、「吸う」と「吐く」の長さ、ボリューム、リズムを整えるところから始めます。思い出してください。理想は通常4拍子くらいです。吸うのに4拍かけて、吐くのにまた4拍かける。このセットを「1マトラ」と言います。このリズムをできるだけ繰り返してください。

呼吸は、アシュタンガヨガの八つの支則《しそく》のうち四つ目に出てくると言いましたが、(78ページ)その前の三つ目に「坐法《ざほう》」というものがありました。これを「アサナ」と言います。アサナは「ポーズ」のことです。だから順番としては、ポーズがあって、まず呼吸のコントロールがある、ということなのです。ヨガの実践の中では、体を動かしてポーズを取るということと、呼吸をコントロールすること、これがセットです。どちらが欠けてしまっても、ヨガの八つの練習を理解することができません。

ただし、アサナ本来の姿について述べられているヨガの古い教典には、「たくさんポーズをしなさい」とは書いてありません。「静かに座っていろ」と書いてあります。二千年以上前に書かれたと言われるこの教典に記されているのは、ほとんどがあぐらをかいて、足を組んでピクリとも動かずに座っている不動の状態です。これが本来のポーズでした。

その後一千年以上、ポーズと言えばそういう練習を指していました。ところが、数百年前から、「ただ座っているだけではなかなか次に進めない」と言われ始めます。マインドは揺れ動くし、体も痛くなる。そこで、動物のかたちや自然の動きなどをベースにした「ハタヨガ」が開発されました。前章でも触れた、いまのヨガポーズの原形で、「木のポーズ」「蓮華《れんげ》のポーズ」「猫のポーズ」「鰐《わに》のポーズ」「孔雀《くじゃく》のポーズ」……など、そのかたちは多種多様です。このポーズに付随《ふずい》して、それぞれのポーズのアクションに対し、どこで息を吸ってどこで吐くのかという、呼吸の研究がなされるようになりました。ポーズとワンセットのこの呼吸を、流れるようにリンクさせていく練習方法を「ヴィンヤーサ」と言います。体を動かしながらヴィンヤーサの練習をすることが、最終的には、動かずに座っていられる方向へと、つまり、ポーズ本来の姿へと繋《つな》がっていきます。動くという練習をすることで、動かないという基本に戻る。行こうとする方向に対して、それと正反対のアクションを積み重ねることで、向かおうとしている方向に近づく。前章でも述べたように、これはヨガに特徴的な考え方です。

食事を味わうように、呼吸を味わう

呼吸の練習はどこでするのがよいのでしょうか。木々が生い茂り、小鳥が飛んでいて、空気がとても澄んだところで練習するのと、自動車がビュンビュン通って、ガヤガヤとうるさい場所で練習するのとは全然違います。練習の時間をある程度取れるのであれば、空気のきれいな環境を見つけて出向くということも、自分の気分を変える練習になります。

見晴らしのいい海のそばや山、緑の多い公園などに行ってスーハーと練習をしてみましょう。たとえば一日のうち15分でも30分でもそういう場所で呼吸をし、残りのほとんどの時間を空気の悪い所で過ごしてみると、その違いがはっきりするはずです。そうすると、澄んだ空気の中や気持ちのいい場所で過ごす時間を増やしたいな、と自然に思うようになる。少しずつではあっても、呼吸を意識することで自分の環境も変えられるのです。

食べ物の場合も同じです。口に入れたことがそれほどなかった食べ物を食べてみて、体が軽い、消化がよい、お腹が痛くならないといったことを経験すると、食べ物に対する考えも変わります。最初は変化に気づかなくても、食べながら段々その気持ちよさがわかってくる。ですから、まずはこれまで意識することのなかった呼吸を自覚すること。朝起きてから寝るまでの間、5分でも10分でもいいので、吸って吐く、といったシンプルな行為に集中して、自分はいま呼吸をしているんだ、と意識する時間を作っていくことが大事なのです。自分の呼吸を一日中意識できれば、それは素晴らしいことです。吸って、吐くことだけを日がな一日意識しながら、食事したり、仕事ができたら、これはたいへんな達成です。

最初の段階では、呼吸をするときはどんな呼吸法でも構いません。いまはひとまず、体をどうこうするというよりは、呼吸をしているということを意識しコントロールしようとしてみる、という練習です。お腹で吸おうが、胸で吸おうが、肩で吸おうが、関係なし。そうして初めて、自分が呼吸をしているかどうかが、わかってくるのです。どんなふうに呼吸をしたらいいのかは、この次の話です。

呼吸によるエネルギーのコントロール

エネルギーに火を点《つ》ける

「呼吸をしているんだな」と感じる時間が一日の中で増えてきたら、次の段階に移りましょう。呼吸を続けながら、体の中に取り入れたエネルギーに火を点けるアクションを起こします。息を吸ってガソリンを体に取り入れ、体のエンジンを動かし、吐くことで体の外にエネルギーを還元する。呼吸をこんなふうに喩《たと》えることができます。

ここで気をつけるべきことがあります。これはヨガに独特なものの見方なのですが、エネルギーは重力にしたがって下に落ちやすいため、エネルギーが生じた分、体に負荷がかかって疲れてしまうことがあります。そこで、ヨガの実践ではできるだけ体の軽さを求め、意識を覚醒《かくせい》させるために、エネルギーを上の方に持っていきます。何もしなければ落ちていってしまうエネルギーを、意識的に上に引き上げていくアクションが必要なのです。

そのためには、呼吸を通じて体の中にたくさんエネルギーを取り入れ、火を点けます。火を点けるところ、自動車で言う「プラグ」（着火装置）にあたるところですが、それは人間の体でいうと恥骨《ちこつ》と尾骨《びこつ》の間、つまり肛門の少し前にあります。ヨガではこれを「ムラダーラ・チャクラ」と呼びます。

「チャクラ」という言葉はお聞きになったことがあるかもしれません。「車輪」、「輪」といった意味で、ヨガでは回転しているエネルギーのセンターのことを表します。「ムラ」は「根っこ」の意味。エネルギー発火のポイントであるムラダーラ・チャクラを締めることを「ムラ・バンダ」と言います。「バンダ」は、「締める」または「閉じる」という意味です。「ムラ・バンダ」をしてこの部分を締めると体の中に熱——ヨガでは「アグニ」とも言う火のことを指します——が生じやすくなる。火が点くことによって体内が温かくなったり、体が重く疲れた感じから、軽く元気になった感じに変わる場合がよくあります。

呼吸を意識している間はムラダーラ・チャクラをずっと締めているのが理想的です。

ポーズをするときも同じです。そこが締まっていると、呼吸によって体内に入ってきたエネルギーに、バンダを通じて少しずつ火が点《とも》されて、体が段々と温かくなってきます。冷え性の人は、いつも手足が冷たくてエネルギーが体の末端まで流れていない感じを受けると思いますが、それは体内で作られたエネルギーがたくさん体の外に漏《も》れてしまうからなのです。

また、ムラダーラ・チャクラのバンダが弛《ゆる》んでいると、何をしていても疲れやすくなります。たとえば、大きな展示会や催し物の準備があって、体を使って物を運んだり、たまった仕事を片付けるために通常より長く起きていなければならないとき。心身のバランスを崩すのはわかっているけど、乗り越えなければいけない状況は多々あります。そういうときには、普段よりも意識してムラダーラ・チャクラを締めていると体も長く持ちます。欲を言えば、普段から締める癖《くせ》を身につけることです。

チャクラはエネルギーの中心

「チャクラ」の話が出たので、少し説明をしておきましょう。ヨガでは、エネルギーは背骨を中心に流れ、そこを上下すると考えられています。この中心線から分かれて、体の末端へとエネルギーはさらに流れます。「チャクラ」とは、体を貫《つらぬ》くこのエネルギーの大通り、「スシュムナー」と呼ばれる気の通り道に点在する七つのステーション（中継地）であり、エネルギーのセンターです。エネルギーの上下を通じて、人間の体は地球の側と天の側の双方に引っ張られていると考えるのです。

体の下から上へとチャクラを順に見ていきましょう。まず一番下が先ほどの「ムラダーラ・チャクラ」です。地球の中心に最も近いところで、会陰部《えいんぶ》（肛門のあたり）にある体の根っこです。二番目がおへその下、膀胱《ぼうこう》の位置にある「スヴァディシュターナ・チャクラ」、三番目がおへその上、太陽神経叢《そう》と呼ばれる、自律神経がたくさん集まっている場所の「マニプーラ・チャクラ」、四番目が胸部の「アナハタ・チャクラ」、五番目が咽《のど》の「ヴィシュッダ・チャクラ」、六番目が眉間《みけん》の奥にある「アジニャー・チャクラ」、七番目が頭の中心（頭頂）にある「サハスラーラ・チャクラ」というもので、それが一番天に近いチャクラです。

チャクラはエネルギーの通り道に存在しますから、当然、エネルギーの上下運動に深く関わっています。たとえば、下部の三つのチャクラ、すなわち、根っこのムラダーラ、おへその少し下のスヴァディシュターナ、おへその上のマニプーラ。この三つのチャクラを意識して活性化するとエネルギーが下に落ちやすくなります。ヨガの言葉では「グラウンドする」と言います。下から四番目以降のチャクラ、胸のアナハタ、咽のヴィシュッダ、眉間のアジニャーと頭のサハスラーラを意識して活性化すると、反対にエネルギーが体の上に向けて流れやすくなります。

ムラ・バンダ（ムラダーラ・チャクラを締めること）をするとエネルギーが背骨を通じて体の下の方から、各チャクラを通って上がってきます。ミルクシェイクを細いストローで吸ってもなかなか上がってこないように、普段エネルギーはなかなか上に上がりにくいのです。しかし、チャクラを意識しバンダの練習をすると、その感覚が感じ取れるようになってきます。

チャクラを活性化するには、まず、エネルギーの上下運動を意識し、それぞれのチャクラにエネルギーが通っていくのをイメージすることが大切。ただ、そのままではチャクラをイメージしにくいので、ポーズをすることによって体のあらゆる部分を刺激しながらエネルギーを通すように心がけます。それぞれのチャクラにエネルギーが流れてピカッと電燈がついて明るくなる。そのような状態を思い描いてみてください。エネルギーは自分が思う方向に流れるという性質があるのです。

下の三つのチャクラは火に関係があります。一番下のムラダーラ・チャクラは、すでに述べたように、自動車でいうとプラグ。ここでエネルギーに火を点《つ》けて、さらに上に上げていきます。その次のスヴァディシュターナ・チャクラがエネルギーの大きさをコントロールする場所です。そこを意識しながらエネルギーをさらに上に引き上げて、マニプーラ・チャクラではエネルギーを貯蔵します。ガスコンロの元栓をひねって火を点けて、火を調節しながらお湯を沸かし、それをキープする。そんなイメージです。そこからさらに上部にある四つのチャクラにエネルギーが上がっていくと、体が軽くなって宙に浮くような思いがしてきます。こんな全体像を思い描いて、自分のエネルギーの状態を感じ取ってみてください。

チャクラを活性化すると、その場所ごとに違った効能が出てきます。胸のチャクラにエネルギーが来ると、気持ちが大きく広がっておおらかな感じがしたり、たまっていた感情的なものが体の中から出やすくなります。咽のチャクラにエネルギーが通ってくると、いままではうつむきかげんで自信がなく、声が小さかったのが、声が大きく出るようになったり、自信がついて自分をもっと表現できるようになります。アジニャー・チャクラ、つまり「第三の目」は、見えないものを感じ取る目です。ちょうど眉間にあたりますが、この真後ろの後頭部に少し出っ張っている骨があります。そこが第三の目の裏口です。周りがお堀みたいになっていて、ポコッと丸い部分がアジニャー・チャクラの真後ろにあります。そこを刺激するとアジニャー・チャクラが開いてきます。そうすると、相手の言いたいことがパッとわかるようになったり、長い時間ものごとに集中できる。それぞれのチャクラを意識し、体全体をバランスよく活性化してみてください。

チャクラを活性化するポーズの具体例を挙げましょう。ただ、これらのポーズはやや上級編です。まず、後頭部を床につけて、体を折り曲げる肩立ちの「サルバンガ・アサナ」と呼ばれるポーズ。このポーズは“queen of the pose”つまり「女王のポーズ」と言われているくらいとても大切なものです。ポーズから精神を開くために、後頭部と肩を刺激するのです。しかも、チャクラを意識して、ここにエネルギーのセンターの裏口があるのだと考えながら行う。この部分を刺激すると第三の目、アジニャー・チャクラが開花します。

頭のてっぺん、脳天は実はやわらかく、穴があいているような感じもしますが、この部分が一番天と繋《つな》がりやすい場所です。頭立ち、ヘッドスタンドとも言う「シルシ・

アサナ」のポーズは、この脳天のやわらかいところより少し前の、骨の部分を刺激するポーズです。そこを刺激すると頭頂のサハスラーラ・チャクラが開きやすくなり、その結果、精神的な安定や、ヨガで言うところの「悟り」を味わうことへと向かっていきます。シルシ・アサナは"king of the pose"つまり「王のポーズ」と言います。「サルバンガ・アサナ」とあわせて、この二つはヨガのポーズの根幹にあるとても大事なポーズなのです。

エネルギーを上下させるバランス

先ほど呼吸にもいろいろな種類があると述べましたが、お腹を使って呼吸する腹式呼吸というのはエネルギーを「グラウンド」させる、つまり、体を地球に根付かせる方に向かいます。簡単に言うと、お腹を前後に動かして呼吸するのが腹式呼吸です。お腹を意識して空気をゆっくり吸うと、肺の下にある横隔膜《おうかくまく》が下がってお腹が膨《ふく》らみます。反対に、息を吐くときにはお腹を強く引き締めるので、横隔膜が引き上げられて、自然と息が外に出ていきます。これが腹式呼吸のしくみです。

腹式呼吸をするとエネルギーが下の方に流れる。実は、エネルギーの流れと精神のあり方は直結しています。地球自体は物質の塊《かたまり》ですから、エネルギーが下がって体が地表に近づくと、意識も物質的な物事に傾いてくる、ヨガではそう考えます。つまり、考えが物質にとらわれやすくなるのです。

そうすると、目の前に見えるものに対して重きを置くようになり、見えないものは信じなくなってしまう。意識のうえでは、守る、戦う、作る、所有するといった、ある確固とした特定の物に対して何事かをなそうとする価値観が芽生えやすくなります。もちろん、よい見方をすれば、精神が安定し、リーダーシップをとって大勢をまとめたりすることに繋《つな》がっていくのですが、その代わり、日常生活の自然の流れの中で、矛盾や思いもよらない出来事が起きることに対しては、拒否反応を起こすようになってしまう。「死」のような、日々の生活ではなかなか見えない、想像を要する物事に対しても恐怖心が芽生えたりすると言います。

反対にエネルギーが天に向かって上がり過ぎると、精神的な面が際立って強調されるようになります。極端な例ですが、神様を見たような感覚になったり、人とのコミュニケーションが取れなくなったり、批判的になったりして、社会性に欠けた状態になる。つまり「あぶない」状態。精神のスピリチュアルな部分が浮き上がり過ぎてしまうのです。こうなると、現実の社会生活を営むうえでは、居心地が悪く、不快な感覚が増してくるので、生きることがつらくなってしまう。

「エネルギーの上下にあわせて精神的になったり物質的になったりする」ということだけを言いたいのではありません。ここで私が言いたいのは、体を上と下に引っ張るエネルギーの間で自分がどれだけバランスを取れるか、これが人生を生きていくうえでのクオリティを形成するということです。どちらに行き過ぎても心地よくありません。生きていくうえで、お金で欲しいものを買ったり、美味しいものを食べたり、仕事で地歩を築いたり、物質的な面で満足しながらも、幸福って何だろうと考えたり、心の安寧《あんねい》を求めたり、見えないものを理解することもできる。そんなふうに自分のライフスタイルを築き上げていきたいものです。

エネルギーが「グラウンド」するのは、腹式呼吸を通してエネルギーが下に落ちやすくなるから、と言いました。では、エネルギーを浮かせるためにはどうするのでしょうか。そのためには、息を吸うときにお腹をへこませたまま行う胸式呼吸にするのです。胸式呼吸は、お腹ではなく、肋骨《ろっこつ》の前後運動によって肺に空気を取り入れる呼吸の仕方です。胸で息を吸うと肋骨が引き上げられて自然に胸が膨《ふく》らみます。吐くと肋骨が下がって胸が元に戻る、といったしくみです。特に息を吸うときは肺が拡がってお腹がへこむので、体の中、特に内臓をマッサージするような効果が生まれます。こうすると、自然と体の内部や中心を意識しやすくなるわけです。

胸式呼吸によってエネルギーを上げていくと、意識が目覚めてくる。このとき、先ほど述べた「ムラ・バンダ」というアクションをして、呼吸を頻繁《ひんぱん》に行う。肛門を締めておくので、そこでしっかりと火が点《つ》き、呼吸でエネルギーを取り入れてお腹を内側に引き込み、体内をマッサージする運動を通じて、火が点いたエネルギーを上へ上げていくことができるのです。そうすると、体の末端にもエネルギーがまわりやすくなり、体の隅々まで温かくなり、力がみなぎってくる。普段の生活でみなさんが行っているのは、ほとんどの場合、腹式呼吸だと思います。それを意識して、胸式呼吸をすると、体の感覚も心の状態も全く違った感じがするでしょう。その違いを味わえるだけでも、呼吸を意識的に行う価値はあると思います。胸式呼吸と腹式呼吸を使い分けられるようになると、たいへん便利なのです。

胸式呼吸と腹式呼吸の使い分け

「フットワークが軽い」という表現をよく耳にします。体が重たいと何をするにつけてもしんどいので、一日のスタートの朝には、エネルギーを上げて、体を軽くする胸式呼吸で呼吸の練習をするとよいのです。胸式呼吸によって意識を覚醒《かくせい》させ、頭が目覚めた状態で行動に取りかかればフットワークが軽くなって、その日一日が活動しやすくなります。胸式呼吸やバンダは、朝起きて何かを始めようとする際の呼吸方法としてはうってつけです。

しかし、人間は体を休ませる時間も必要ですから、その場合には腹式呼吸が効果的です。夜、家に帰って落ち着いてから、あるいは寝る前に、体を少しストレッチしたりするときには、腹式呼吸で、なるべく体を床に近づけた状態で練習すると意識が休まります。このとき、ゆったりと無理なく、ポーズを取る時間を長めに、呼吸も自然体にまかせて、ストレスを取り除くようにすると効果的です。呼吸は鼻呼吸で、息を吐くときにポーズを少し深めにしていきます。

エネルギーをグラウンドさせると体が重たくなる、と先ほど述べましたが、この場合は、エネルギーのこの性質を逆手に取ります。腹式呼吸によって、エネルギーをあえてグラウンドさせて体を休めるというわけです。そうすると、意識もリラックスするはずです。気功では、膝《ひざ》をゆるめ、腰を落として自然な動きをしますが、この場合の呼吸も腹式です。丹田《たんでん》（おへそから握りこぶしひとつ分程度下にある、気の集まる場所）の方に呼吸を落としていくので、エネルギーがグラウンドしていきます。すると、楽しい、心地よい、安定している、そういった方向に意識は動いていくのです。

以上をまとめると、朝（午前中）は胸式、夜（午後）は腹式で呼吸のトレーニングをするのが適しています。夕方になると、それまでに、朝食、昼食、夕食と、食べ物を体の中にだいぶ取り込んでしまっています。お腹に食べ物が入っている状態でお腹をへこませる動きは、喩《たと》えは悪いですが、生ゴミを踏んづけている状態と同じで、消化にもよくありません。また、寝る前に頭にエネルギーが上がりすぎると、興奮して眠れなかったりします。よって、寝る前の胸式呼吸はおすすめできません。

エネルギーの使い道

エネルギーは気、熱、電気などさまざまな言い方がありますが、エネルギーが発生すると熱が生じて温かくなる、ということはイメージしやすいかと思います。エネルギーは「ここにある」と指さして言うことができませんが、日々の生活の中で、心が満ち足りて活力にみなぎるとき、または、気持ちが落ち込んで体力が低下しているとき、エネルギー――生命力、と言ってもいいでしょう――の存在を体感することはあるはずです。エネルギーは頭で理解する抽象的な概念としてではなく、心身で感じる具体的な実感として存在するのです。

もちろん、エネルギーを作るというアクションをまず起こさないと、私たちは活動することができません。それには、これまで見てきたように呼吸をしたり、バンダやポーズをしたりすることが必要。しかし、エネルギーを起こしてそれで終わり、というわけにはいきません。その使い道が次に重要なのです。作ったエネルギーを何に使うかというこの段階で、頭が関わってきます。自分が何をしたいかという、意識の方向に沿ってエネルギーは使われていくので、エネルギーをたくさん作ると、思ったことが実現しやすくなるのです。「こうしたい」という思いのボルテージが高ければ高いほど、思ったことが現実化するスピードは早まります。

ヨガをやり始めると考え方が偏《かたよ》ってしまう人が多く見受けられます。ヨガをやり始めて少し浮き足立ってくると、「いままでがまんしていたけど、もう無理!」と言って、仕事を辞めてしまう人が多いのも事実。ヨガによってエネルギーに火を点《つ》ける方法を身につけても、その次にどう行動するかはまた別の問題なのです。

たしかに、呼吸の練習によって能力の高い体、つまり、性能のいい車に乗り替えることは可能です。発火のプラグを磨き、火を点きやすくして、ガソリンをいつも補給する。そうすると車もシェイプアップできます。しかし、実際にその車をどこに運ぶかは運転手の問題です。体の運転手であるマインドがどういう方向へ変化するかによって、体がどこへ行くのかも、その結果も全く変わってきます。呼吸をすることは、とりもなおさずエネルギーのバランスを整えることですが、エネルギーの方向性、つまり自分の行動の方向性を定める準備をすることでもあるのです。

ヨガでは「人間の体の中には、蛇が三周《まわ》り半、とぐろを巻いてムラダーラ・チャクラの周りに寝ている」という表現をします。この蛇がエネルギーの象徴で、「クンダリーニ」と言います。いままで述べてきた、エネルギーに火を点けることは、このクンダリーニを起こすことなのです。

ただ、クンダリーニを起こしただけでは大変なことになる場合もあります。呼吸によって体内に生じたエネルギーは、あくまで、いまの自分のマインドに対して流れ込んでくる。たとえば、暴力的な傾向のある人がフィジカル・エクササイズによってたくさんエネルギーを起こすと、暴力的な行動に対してエネルギーが注入されてしまう恐れだってあるのです。パワフルにはなるが、いっそう暴力的になってしまう、というわけです。また、精神的に不安定な人がエネルギーを流し入れるアクションを起こすと、さらに不安定になってしまいますし、何かに対して非常に批判的なマインドを持った人がそういうトレーニングをすると、さらに批判的な考えが膨《ふく》らんでいってしまう。つまり、ポジティブであれネガティブであれ、いまの自分の精神状況を増幅する力をエネルギーは持っているのです。

繰り返しですが、エネルギーをただ作ればいいのかというと、そうではなく、その使い方が大事です。それでは、いまの精神状態に何か問題のある人はエネルギーを作らなければいいのかというと、エネルギーを起こさなければそもそも何もできません。まずはエネルギーを作る、その後で作られたエネルギーをどういう方向に使っていくのか考える。これがヨガの教える優先順位です。

エネルギーの方向づけの最終的なゴールは、ヨガの究極の目標「全てのものとの一体感」に向かっていかなければなりません。だから、エネルギーの使われている対象が、結果的にその方向に向かっているかどうかをその都度検証しなければならないのです。

呼吸法による変化と効果

呼吸の質が高まるとマインドもさまざまに変化し、フィジカルな面も発達してきます。変化の兆候として、まずマインドが落ち着いてきます。そうすると常に冷静に、自分を客観的に観ることができ、ちょっとやそっとのことでは慌《あわ》てなくなります。また、呼吸によってエネルギーを効率よく、体の末端にまで行き届かせるので、体が温かくなります。同時に、呼吸の洗練によって気の通り、エネルギーの流れがよくなるために、スポーツをする際に体が疲れにくく持久力がつきます。

呼吸は誰に教えてもらったわけでもなく、生まれた瞬間から誰もが自然と行っている行為です。これまで述べてきたように、呼吸をしているという単純な事実を意識し、呼吸法を生活に取り入れて自覚的に呼吸を行う時間を増やし、呼吸の動作のクオリティを上げる。それだけでも、日常生活全般が底上げされ、少しずつではあっても毎日に変化が訪れます。呼吸の仕方が変わるだけで、いままで見たことのなかった光景に出会ったり、感じたことのない体の感覚を味わったりできるのです。

そして何よりも、よい呼吸によって生まれるのは心のバランス感覚です。呼吸の仕方はマインドに直接影響を及ぼすので、びっくりしたり恐怖心がわいたり、焦ったりどきどきしたりする際の精神の動揺が収まってくる。精神に過度の負荷がかかると、胃腸を始め内臓にストレスがたまり、体が病んでしまうのですが、マインドが落ち着いてくると、体のストレスも減り、エネルギーの循環がどんどんプラスの方向に変わっていきます。

その一例として、心のバランスが崩れてきたということを、早く察知できるようになります。いつもバランスが崩れなくなるのではなく、無理をしたときに崩れつつあるバランスを察知できるので、「それでは呼吸を整えよう」という意識が生まれ、調整への一歩を踏み出せるのです。呼吸は、ただ「吸う」と「吐く」動作だけで、単純でつまらないように見えますが、お金を出して何かをするわけではなく、自分の体を使ってできるので、自分の心を磨くツールとしてはたいへんお得なのです。

ヨガから生まれる汗

ヨガの練習をすると、汗がどんどん出てきますが、眼に入ったときに拭き取るくらいで、基本的にはかきっぱなしです。練習の最後に、かいた汗で皮膚《ひふ》をこすり、休みます。その後30分くらいして、シャワーを浴びて、練習は終わりです。汗で皮膚をこすると、肌が強くなります。ただ、ヨガを始めたばかりの頃に出てくる汗は、不純物を含み、色もにおいもあるので拭き取ります。ヨガを続けていくうちに、その汗がどんどんクレンジングされて、かいた汗が薬のようになります。だから、汗の質が変わってきたところで、肌にこすりつけるのです。

汗のかき方は二つあります。ひとつは、呼吸とポーズによって体内を活性化すると出てくる汗。ムラバンダによって体に火を点《つ》けると、全身が燃えるように火照《ほて》ってきて、いままで閉じていた毛穴が開くので、汗が自然に出てきます。汗をかくたびに新陳代謝が促進され、体内の循環が好転します。これは体の内側から出てくる汗です。もうひとつは、緊張によって出てくる汗。一般に「冷や汗」のことです。ポーズに無理が出てくると、ストレスが生じ体がこわばるので、余計な汗が出てきます。この汗は、皮膚の表面が熱くなって出てきます。

練習中に冷や汗が出たときには、自分の体温と、部屋の温度との違いに敏感になるので、すぐにわかります。表面的には体温があがり汗をかくのですが、室温が少し下がっただけで、肌寒い感じがして気になってしまうのです。体の内部から出る「いい汗」の場合は、これとは反対の現象が生じます。体の中からしっかり熱が伝わって体温を保持するので、外部からの影響にめっぽう強い。真冬に部屋の窓を開けて練習しても、体は充分なめらかに動きます。

ポーズで心と体をひとつにする

ヨガは柔軟性・力・バランス感覚を養う

ヨガのトレーニングで身につけるものは、自分の行動にあまりにも密着していて、脱ぎ去ったり取り替えることのできない体をできるだけ「柔軟にすること」「力をつけること」「バランス感覚を養うこと」、基本的にはこの三つです。このうちどれが欠けても、ヨガの目指す最終的な一体感に向かっていくことができません。そこでまず、体でポーズを取るというアクションを通じて、これら三つを獲得していきます。本来ならば呼吸とポーズはワンセットですが、以下ではポーズのことを中心に話を進めていきましょう。

ポーズを簡単にグループ化してみます。まずは、ウォーミングアップとしての「太陽礼拝」のポーズ。背筋を伸ばしたり、前屈したりする一連のシンプルなポーズで、初心者はしっかりやればこれだけでも充分です。このエッセンスを抽出《ちゅうしゅつ》して、朝と夜におすすめのポーズを巻末（177ページ）に収録しましたので、ぜひやってみてください。ポーズはほかに、立ったまま行い、足腰が鍛えられる「立ちポーズ」。座ったまま、前屈、後屈し、体をねじる「座りポーズ」。両手両足で体のバランスを取る「バランスのポーズ」。体の上下を逆さまにする「逆立ちのポーズ」。リラックスして寝転がる「休むポーズ」。これらが主なものです。ポーズは一つひとつを単独でやるのではなく、いくつかを組み合わせてやることで、体全体をほぐしていきます。

ポーズを取る、ということはフィジカルな運動ですが、体がどう動いているのかを感じるのはマインド（頭）の部分です。「いま右足を動かしたので倒れそうになってしまった」「手だけではこれ以上体を支えられそうにない」といった、体を通じた情報をマインドが受け取り、体とのコミュニケーションを始めます。その後、頭から体へのフィードバックが起こります。「それでは左足を動かしてバランスを取ろう」「体の中心をずらして手の負担を減らそう」といった具合です。どうしたら力が入るか、バランスがよくなるかを、マインドが一つひとつ検証するわけです。頭と体がダイレクトに向き合い、このプロセスを何度も繰り返すうち、両者は徐々に自動車の両輪のように釣り合いが取れるようになります。その結果、人間の持つ精神と肉体のバランスが調和し、心と体がひとつになるのです。

この反対の例として、フィットネスクラブでの光景を取り上げましょう。ヘッドホンで音楽を聴きながら、ランニングマシンの上を走るとします。体は一生懸命に走っているのですが、頭は音楽を聴いている。走る動作とは何の関係もありません。場合によっては、目の前にテレビがあって、映像を見ながらトレーニングをする機会もあるでしょう。耳は音楽を聞き、目は映像を見て、体は走っている。全部ばらばらです。

現代は電子機具の発達のおかげで、同時にたくさんのことができるようになりました。音楽を聴きながら、外国の友人にメールを書き、恋人からの電話を取り、今日の夕飯のことを考える……。たくさんのことを同時にするのが悪いのではなく、行動の内容が何の関連性もなく、意識が分散するのが問題なのです。エネルギーも拡散してしまいます。そこで、ヨガのポージングでは、外部から体の内側へ入ってくる情報を極力排除して、自分の体内に意識を向ける練習を積み重ねます。そうすると、いざ同時に色々なことをする際に、その仕方と質が全く変わってきます。集中力も長く持続するのです。

しかし、一気に全てを成し遂げようとしてはいけません。無理をしてポーズのかたちを取るのではなく、いまの自分の状態から少しずつ進んでいけばいいのです。無理をすると、さまざまなバランスが崩れるし、ポーズそのものも乱れます。また、バランスの崩れを察知する心も慌《あわ》ててしまいます。反対に、無理をしてはいけないと思うと、意識が体のバランスを取るように調節して、それが自然とポーズに反映されます。

ポーズの眼目は、背骨を活性化させることです。背骨はチャクラが点在するエネルギーの通り道だと、先に述べました。呼吸を絡《から》めながら背骨に刺激を与え、エネルギーを上下させ増幅する体の運動がポーズなのです。ポーズを取る際に、体の関節や筋肉の部分を無理に圧迫しすぎないようにします。ヨガの習い始めのポーズは、関節をほぐしたり筋肉を伸ばしたりするアクションが多いのですが、関節や筋肉はむしろそのままにして、背骨部分を伸ばしたり、曲げたり、ねじったりして、点いたエネルギーの火を体全体に流す方が、体全体の負担も軽くなって活性化するのです。手足は、普段の生活の中で仕事をしたり歩くことで充分鍛《きた》えられます。

ポーズで意識するのは体の外側ではなく内側です。ポーズのかたちはたくさんありますが、体の関節や筋肉のみをストレッチしているのではありません。むしろ、背骨や内臓という体の内側をこそストレッチするために、体の外形や四肢の伸縮と移動、つまりポーズでサポートする――これがヨガポーズのポイントなのです。濡《ぬ》れたぞうきんを絞ると真ん中がぎゅっと絞られて、中から外側へと水分が出てきます。そのイメージで前屈したり、ねじったり、反《そ》ったりして体を絞らなければ、体の内側が固まってしまいエネルギーは流れ出しません。ただ、そういったポージングができるようになるのは、ヨガを始めてから早くても半年から一年後のことです。それまでは、ひたすらフィジカル・エクササイズに打ち込む。ヨガをやった次の日には筋肉がパンパンに張ってしまうこともあるはずです。痛みもなくポージングができるようになるにはある程度の修練が必要なのです。

無理をしてみることでバランスをとる

「バランス感覚を養うこと」について引き続き説明しましょう。無理のないポーズが最初からきちんと取れない場合、体を痛めつけてしまう場合はどうすればいいのでしょう。そんなときは、矛盾する言い方ですが、おおいにバランスを崩して無理をするのです。初心者の生徒がポーズを取るときに、私は「無理をしないように」と言います。しかし、いざ実際にポーズを取ってみると、みなさん無理をしてがんばってポーズを取ってしまい、結果、体が痛くなってしまう。ヨガのポーズは、簡単に見える基本的なものでも、体の全身を使うので思った以上に四肢に負荷がかかるのです。普段ヨガに馴染みのない人はなおさらです。そういった状態を傍《はた》から見ている私は、みなさんが無理をしているのはわかっているけれど、さらに「無理をしないように」と言うのです。矛盾していますね。ですが、この矛盾の中に、実は正しい方向へのアクションが芽生えてくる。

無理をしないことがいけないのではありません。無理をしない方がバランスや柔軟性を養いやすいが、実は無理をした方が早く目的に到達できる——これもひとつの事実なのです。だから、「無理をするのと、無理をしないのと、どちらがいいのですか」と訊かれたら、「本当はどちらでもいい」と申しあげるしかないのです。

ヨガのポーズはたくさんあります。とりわけ、左右前後、いずれかの側に体が傾いているのを倒れないようにする、といったアンバランスなポーズが多い。上下逆さになったり、体の一部分はある側を向いているけれど、ほかの部分は違う方向へもっていくようになっていたり、かたちはさまざまです。そういったアンバランスを経て、バランスを獲得する練習をするのです。

みなさんが想像するバランスの取れた状態というのは、左右対称や、上下の手足をぴんとまっすぐに伸ばして均整が取れているだとか、ひとつのポーズを左右の手足を組み替えて同じようにかたちをとるというものではないでしょうか。けれど、バランスが取れている状態とは、実はアンバランスの中でバランスが取れることで、それが「宇宙の中でのバランス」を表現しているのです。

よくよく考えてみると、宇宙の中に存在するものは全てバランスが取れているわけではありません。「私は姿勢がゆがんでいて体が左右対称ではないのでバランス感覚が悪い」という生徒がよくいますが、「左右対称である／左右対称でない」というのは、先にも触れた「普遍的なものがある／普遍的なものはない」という二者択一的な考え方に通じています。身の周りを見回してみてください。世の中には厳密には同じ長さのもの、同じ大きさのものはありません。石ころひとつだってそうですし、リンゴひとつだって、卵ひとつとってみても、かたちや大きさは微妙に異なるのです。

一見して同じように見える左右の手足も微妙に長さは違っています。筋肉のつき方も右腕と左腕とは違うでしょう。手足が同じ長さではないと理解できると、では違う長さの中でバランスを保つにはどうするかと考え始めます。こうして、物の考え方が変化します。「左右対称である／左右対称でない」という、黒か白かといった考え方のもう一歩先へ出ようとする試みが始まる。利き手をけがするともう何もできないと言ったりしますが、動物は片方の足が動かなくても、もう一方だけでなんとか動こうとします。人間も同じ。異なるもの、欠けているもの、ズレが生じているものを、調和させ、補い、均整を取ろうとすること——これがバランスということです。

左右非対称の中でバランス感覚を養う。たとえば、体をねじるポーズにしても、外から見ると、一見かたちは左右対称ですが、人間の心臓の位置は少し左に偏《かたよ》っていて肺の大きさも左右異なるので、体をねじるときには、体の左側と右側とではねじれ具合や内臓を刺激する加減も全く違います。意識の中で、「手足の長さも左右同じ、腰の位置や股関節の開き具合も同じようにしないとバランスが整わない」と思っているから無理が生じます。

日常生活においても、「この仕事はこうしないとだめ」「あの人との付き合いはこうすべき」ということがあまりにも多いと、無理が重なって毎日が段々とつらくなってきます。ある絶対的な地点に立たなければ、この世界を眺めることはできない――そんな地点などどこにもないのです。これは私が北極点で学んだことでした。無理が出るとはどういうことが、そのときに自分はどう思うのか、また無理に対してどうバランスをとっていけばいいのか、こういったことがひとつのポーズを取ることからわかってしまうのです。

体がやわらかくなると、心もやわらかくなる

自分の考えにそぐわない物事を受け入れていく、頑固にならずに「これでいいんじゃない」と認める気持ちを育むには、先ほど挙げたヨガの三つの基本「柔軟にする」「力をつける」「バランスを養う」のうち、「柔軟にする」ことが必要です。ヨガでは自分

の体を柔軟にすることを通じて、心をやわらかくします。それは、周りの状況に対して「自分は絶対にこれじゃないと嫌だ」というのではなく、「それでもいいんじゃない」という意識を芽生えさせること。ときには相手に降参しなければなりません。しかし、降参というのは、ただ一方的に自分が負けることではなく、自分の知らない何ごとかを余裕を持って受け入れることです。そのためには自分をなくさないといけない。「自分は絶対にこうです」とエゴが強いと、柔軟な物の見方は身につきません。

やわらかい心――相手を立てて出来事をそれ自体として認める優しい心持ち――は、自分の物の考え方や意識がそうなれば済むことなので、もともと心の柔軟性がある人はわざわざ体を使ってトレーニングする必要はありません。しかし、そうでない人は体を使ってやるのが一番。呼吸と同じで、体はいつも自分に密着しているので、ほかのツールがいらない。自分の体そのものが格好の教材になるわけです。

たとえば、床に座って行う前屈のポーズ。体をある所まで曲げたときに、「これ以上曲がらない」と頭を頑固にしているとそれ以上体は曲がりませんが、フッと力を抜いてリラックスし、いまの体の状態を受け入れようとすると、さらに曲がることが多い。そうすると「心をやわらかくして固い体を受け入れるというのはこういう気持ちなのだな」ということをマインドが学習します。心の柔軟性をフィジカルな運動を通して体験していくのです。体を用いることによってダイレクトに柔軟性が体験できるので、意識もそれを正直に感じ取ることができます。

ただ、「体を柔軟にしよう」といたずらに思うだけでは、そうやすやすと体は応えてくれない。体とマインドの仲人役、それが呼吸です。「吸う」と「吐く」、呼吸のこの動作によって、両者は相互に関係を深め合うのです、呼吸が深く整い、心も安定した状態で力を抜くと、体はとてもやわらかくなります。

「体をやわらかくする」と言葉で言うことは簡単ですが、そもそも体が固い人にとってはなかなか難しい実践です。ときには苦痛も生じるでしょう。しかし、実は体が固い人の方がヨガに向いています。体が固い人の方が、体がやわらかい人よりも、体を曲げたりねじったりする距離や分量が多いので、その分、体の変化を味わったり楽しむ量が多くなるからです。体を曲げられる範囲が日々更新されていく達成の喜びも、ひとしおです。

他方、体がやわらかい人の方が、実は次にお話しする「力をつける」という面では大変です。体がやわらかいと、力を抜くにはリラックスして脱力すればよいのでとても楽です。しかし、力に満ちた感覚を持ったことがない人が多いので、片手で自分を支えたり、バランスをとったりする力仕事は、なかなか苦しいのです。ウェイトリフティングに喩《たと》えるなら、小さなダンベルから大きなダンベルへと徐々に段階をふんで、何度も練習を繰り返しながら力をつけていく。体がやわらかい人にとっては、そういう訓練が必要になるのです。

フィジカルとメンタルの両面で力をつける

ポーズの練習は筋肉を使うので、かなり力がつきます。特に、立ちながら行うスタンディングポーズや、腕で体を支えるバランスのポーズを継続的に行うと、それだけで足腰が鍛《きた》えられて、フィジカルな面が強化されます。基礎体力がついて、重たいものを持ったり押したりすることが、以前よりも楽になる。

フィジカルな面で力がついてくると、メンタルな面でも強くなってきます。たとえば、いままでは些細《ささい》なことですぐにくよくよしたり、物事をあきらめやすかった人が、ポーズの練習を積み重ねることにより、「もうちょっとがんばるぞ」「まだまだ大丈夫だぞ」と思えるように変化します。普段から体をたくさん動かしている人でない限り、ポーズを始めたばかりの頃は、一見簡単そうに見えるポーズでさえ、かたちを保ち続けるのは大仕事で、すぐにあきらめてしまいがち。私も最初はそうでした。

しかし、できるポーズがひとつ、二つと増えていくことによって、達成感が蓄積されて、ポーズを一つひとつ別個にではなく連続してできることが自分の自信になってきます。達成をリアルな感覚として実感できることと、物事を継続していく持久力を獲得できるという意味では、この過程は語学の習得にも近いものがあるかもしれません。

ポージングを積み重ねていくと、「この人がやってくれるから、自分はできなくてもいいかもしれない」と、全てを人に頼っていく生き方をしていたのが、「いやいや、自分ひとりでもやってみよう」という方向に意識が変わってきます。これもメンタル面での変化の一例です。ポーズを続けることは、自分の体と心の両方に、一対一で向き合うことを意味するからです。

ポーズの練習によってフィジカルに強くなる、といっても、それは単に筋力がつく、体にバネが生まれることだけではありません。ポーズは体を鍛えるエクササイズというよりは、呼吸やバンダを含めた、体全体を使う運動の実践と言った方が正しい。ある同じひとつのポーズが、体を鍛えていない細身の女性にとっては簡単なのに、日頃からウェイトリフティングでトレーニングをしている体格のいい男性にとってはつらい。こんなことは往々にしてあります。なまじ筋力がある場合は、どうしてもポーズを力でこなそうと思って体がガチガチにこわばり、余計に疲れるのです。

ヨガを続けると、体全体でエネルギーのコントロールができるようになるので、表面的な力の抜き差しだけでなく、精神も含めてとても強くなれます。他人の助けを極力借りずに、呼吸とポーズという自分のアクションに向き合いながら前進する「自力」の部分。それと同時に、呼吸やエネルギーの交流によって自分の生命はサポートされているという、一種スピリチュアルな「他力」の部分。この双方があいまって、自己にも他者にも開かれた強さをダイレクトに感じられるようになる。ヨガの強さはエクササイズで得られるような単純な強さとは違うのです。だから、ヨガの場合、呼吸やポーズの練習のことを「エクササイズ」ではなく、「プラクティス」と言います。ヨガは、単なる「運動」ではなく、体と一緒に心も鍛えていく「実践」なのです。

体が秘めているパワーを引き出す

いま私が直接に指導しているヨガの教室では、生徒一人ひとりを見て回って、色々なポーズを私がサポートしていきます。ときどき中腰になったり、体をぐっと伸ばしたりして、手取り足取り、相手のポーズを手伝っていく。多いときには、一日に90人くらい見るでしょうか。そのときに注意するのは、自分の力と相手の力の関係、相手の呼吸の音、自分の体重の移動など。力を無駄に消費したり、相手の力にひっぱられ過ぎてしまうと、20人見るだけでも精一杯です。歩けなくなるくらいにくたくたになってしまいます。

当初はそれくらい疲れてぐったりしていたのですが、最近になって、不思議と疲れないようになりました。最初は理由がわかりませんでしたが、次第に、それは自分自身がポーズをしているのと同じ感覚で、相手のポーズをサポートしているからだと思うようになりました。つまり、物理的にはありえない話なのですが、自分が相手の中に入ったような感覚になって、その内側からポーズを取るように手足を動かすことで、結果、相手も私と同じようにポーズが取れてしまう。つまり、私の動きと相手の動きが一緒になる瞬間が生じるのです。

これも、ヨガで言うところの「一体感」の具体例ですが、ヨガをし続けることによって、体の奥に眠っている調整力のようなものが浮き上がってきて、いざというときに思いもよらない力を発揮することができます。自分の大切な人が恐怖におびえているとき、恐怖を相手の内側から体験し、それに共感することによって、さっと手を差し伸べて相手を守ることができる。日常のふとした場面でも、体の潜在的なパワーは発揮されているのかもしれません。

相手のポーズを直すとき、急に体のバランスが崩れて、体重が一方向に偏《かたよ》ってしまったとしても、反射的に反対側へと体を押し戻していることに気づきます。関節や筋肉など、体のどこか一部分だけでバランスを取ろうとすると、とても疲れます。体の全体を使って動いて、しかも、相手の手足を押したり引いたりする際の軸が自分の体の中に確固としてあるので、手足を力まかせに引っ張らなくても、相手の動きに合わせて、自分は力を抜きながら相手を動かしていくことができる。これは、古武術や太極拳、気功の力の使い方にも通じる話でしょう。

ポーズから拓けてくる感覚

体の瞬間瞬間の変化を味わう

ポーズの練習を続けると、多彩な感覚が生まれます。「全てのものは変化していく」というのも、そのひとつです。吸って吐く、呼吸の動作一つひとつのクオリティもポーズによって毎回違いますし、同じひとつのポーズでも、息を吸いながらそれを行うのか、それとも吐きながらなのかで受ける感覚は全く異なります。ポーズを取り呼吸をする一連の過程で、その瞬間ごとの変化の違いを意識が味わえる――このことが、ひいては、世の中の全て、広くは宇宙が刻々と変化している事実を味わうのに繋《つな》がるのです。

ポージングの最中で、どこで力を抜いて、どこで力を用い、どこに体重をどれだけおいて、どの指を引いてどの腕で押すかというのは、一つひとつは小さな違いかもしれません。しかし、その小さな変化の積み重ねが、その後の体の動きに多大な影響を及ぼし、うまくやれば取れるはずだったポーズが全く成立しなくなったりします。だから、ヨガをすることは実はとても深い世界を体験することなのです。この際、体の連続的な変化を、マインドがどれだけ落ち着いて観察できるかが重要。次章で詳しく述べますが、ヨガを通じて、このような静かな観察の状態、すなわち、瞑想《めいそう》を体験し身に付けることができます。

ヨガを行うときに注意が必要なのは、いくつかのポーズを体得し欲が出てきて「もっとポーズをやってやるぞ」と思った瞬間にけがをしたりすることです。力むだけではいけません。力を入れる部分も抜く部分も両方必要なのです。たとえば、1、2、3、4と4拍で息を吸うとして、1、2拍目は力を抜いていても、次の3、4拍で体に力を入れないと、次のアクションに移れないことがあります。

それでは、そういう力の抜き差しをポーズに合わせて具体的にマニュアル化できるかというと、それは不可能です。なぜかというと、温度や湿度、そのときの体のコンディション、環境、前後のポーズの仕方によって、一つひとつのポーズに対する力の入れ方は全く違うからです。つまり、誰にとっても、どんな状況でも通用する「こういうときにはこう体を動かす」というシナリオをヨガの世界で書くことはできない。同じポーズでも、そのポーズを取る人の体調や精神状態によって意味合いが一八〇度変わることもあるでしょう。ヨガの練習を続けると、そのようにシナリオが書けないのが人生だ、ということが徐々に体験できる。毎回何が起こるのかわからないけれど、むしろそれが楽しみに思えるようになるはずです。そうすると不思議と雑多な心配ごとが消え、毎日を前向きに、ポジティブに過ごせるようになります。

痛くなるのは悪いことではない

私はもともと体がやわらかくないですし、30歳を過ぎてヨガを始めたので、ポーズの練習を始めた頃は痛みが伴ったり、ポーズができないこともしょっちゅうでした。体の痛みや精神的な変化などは、私にとっては新たなチャレンジでした。ヨガをした翌日は筋肉痛で動けないほど。サーフィンをしていたので、体のバランスの取り方はわかっていましたが、体を真後ろに曲げるといった経験はありません。「こんなのできるわけがない」と何度も叫びました。もう歩けないと思ったり、肩が上がらないのも、珍しいことではなかったのです。しかし、ヨガにのめり込んでいくにつれ、体質も含めて、私はヨガに向いていると確信しました。体の痛みに困らなくなるには、実に十年かかりましたけれども。体が痛くならずにポーズができるようになったのは、ここ最近のことです。

ヨガの練習から生じる体の痛みは、均一ではありません。体の全体が筋肉痛になる時期、手、足、肩など、要所要所が敏感なって痛む時期、痛みが無くなってはまた出てくる時期。体の痛みについて、私はここに来るまで一通りのプロセスを通ってきました。最初から痛みが生じないようにポーズを取ろうとすると、逆に痛みを忘れるというところまでなかなかたどり着けない。だから、体が痛くなることは悪いことではないのです。指導者としては「できるだけ一生懸命に筋肉痛になってみましょう」というアドバイスの方が好ましい。そのアドバイスを受けて筋肉痛を積極的に経験すれば、筋肉痛にならないポージングに向けて、次のステップを踏めるのです。

このことは人生のさまざまな場面に通じます。ある課題があって、自分にとって好ましくない結果が生じるとわかっていても、あえてその課題に取り組むことで克服できることはないでしょうか。ヨガは生き方を伝えるツールなので、ヨガの実践から生き方の鍵を導き出せます。最初のうちは、とてつもなく体が痛むポーズがあるのも事実。しかし、ヨガのフィードバックは安全です。ポーズを取って、いくら痛いからといっても体に悪影響を及ぼすにはいたりません。だから、ものに対する見方をどんどん変化させてくれる実践として、ヨガのポーズの練習はとても重宝します。その実践から引き出せる経験を、通常の社会生活の中で応用していくことができるのです。

ポーズの練習を始めた頃、体が痛くなったときには、私も整体やマッサージ、鍼《はり》、気功などを試したものでした。ヨガをするとそういう所に通わないといけないものだとさえ思っていたのです。だから、ヨガの練習をして体を痛めている初心者の方が「今日は午後から整体に行って治してもらいます」と言うのを最近耳にすると、懐かしくなります。「整体には行かない方がいいんですか?」と訊かれたときには「行かなくてもいいようなポーズの練習が正しいのですが、痛みが出てきてどうしてもがまんできないなら、行ってもよいでしょう」と答えることにしています。整体やマッサージに行って悪いことは何もないわけですから、ストイックになり過ぎて無理をこらえて、体のバランスを崩すよりは望ましい。ただ、通い過ぎるのは禁物。そんなときは、たいてい練習の仕方が間違っています。

たくさんのポーズよりも、ひとつのポーズを

「ケンさんは難易度が非常に高いポーズをたくさんできますが、体得するのにどれくらいかかったのですか」とよく尋ねられます。ポーズはナンシーに教わったのが最初なので、ここに来るまで十五年くらいはかかっています。ポーズを始めて最初の十年は試行錯誤の期間。十年ほど経つうちに、無理はしないけれど怠《なま》けずにやる、という自分のヨガとの付き合い方が次第にわかってきました。

現在アメリカで流行っているヨガ、ホットヨガやパワーヨガなどはポーズの取り方を中心に教えることが多い。いまは日本でも、そういうことをメインに伝えるヨガスタジオや先生が多いことも確かです。「息を吸うときはこれをこうして、吐くときはここの力を抜いて、これをこう回転して……」といった、ポージングをするためのテクニカルな部分はいままでのヨガの歴史の中でたくさん開発されてきました。

こういったポージングの技術はヨガを実践するうえでもちろん役に立ちます。けれど、ポージングの技術を学ぶときに、メソッド（方法）があまりに多すぎて「あれもこれもしなければならない」と考えてしまうと、自分の頭が混乱してきます。巷《ちまた》にあ

ふれる健康法の類と似ているかもしれません。だから、ある程度シンプルなメソッドを続ける方が、一つひとつ着実にポーズも覚えられますし、それに伴って自分の精神を深めていく余裕も生まれてきます。結果、体の鍛錬《たんれん》だけでなく、ヨガが本来目指すべき精神的成長へ向かいやすくなります。

片足を頭の後ろに回すような、難易度の高いポーズをいくつも習得するのが必ずしもいいとは限りません。シンプルなポーズひとつでも、そこに適切な呼吸を組み込んでいった方が、精神的な成長のスピードは速いのです。アクロバティックなポーズができる人たちは、ポーズをどんどん追究していくことはできますが、マインドの状態が前進しない人が意外と多いのも経験が教えるところです。ポーズを深めることが簡単にできてしまうと、プライドが高くなったり、競争心がいっそう高まったりする傾向があるからでしょうか。

ポーズを深めていく

ポーズの「深さ」は、たとえば、前屈のポーズで上体をよりいっそう折り曲げる、という物理的な深度のみを指すのではありません。精神的な意味も含めての「深さ」

です。頭はひとつでも、人体の細胞は一説には60兆とも言われるほどたくさんあります。もちろんそれら全てをとはいきませんが、一呼吸の中で、意識がいかに体の細胞の隅々までを感じ取れるかが鍵です。意識と体全体の細胞が結びついている質の高さが、ポーズの深さを表します。一言で言えば、部分ではなく、体全体を感じ取るクオリティです。上半身に意識が行き過ぎると、上半身と頭は結びついても、下半身とは離れてしまい、ちぐはぐなポーズになってしまいます。お腹ばかり気にしていると、足が変に曲がってバランスが崩れたり、不必要な力が入ってしまうのです。

「ヨガのポーズ」と聞くと、両足を組んだまま両腕で立ったり、頭と両腕で三点倒立をしたりと、アクロバティックなポーズを想像しないでしょうか。しかし、ポーズの外形はあくまで「おまけ」です。先ほども述べたとおり、ポーズをしているのは体の内側、背骨と内臓です。意識は体の中心、おへそのあたりに向けます。難易度の高低、ポーズによる外形の違いはあっても、内側ポージングをしているのは変わらない。ただ、ポーズのかたちに伴って、おへその位置も移動するので、体が傾いたときには、バンダ（締め上げ）をする位置をその都度、咽《のど》や腹部、肛門へと柔軟にずらすことによってバランスを整えます。

これとは反対に「自分の体の真ん中はここだ」と決めてしまうと、ポーズのかたちが変わったときに体が対応できず、とてもしんどい。ポーズのかたちが変わり、体が斜めになり、四肢が伸縮を繰り返し、体の中心がどんどん移動していく——先にも述べましたが、その多彩な変化を楽しむのがヨガのポージングをする喜びです。傍《はた》からポーズの練習を見ていると、ポーズが移り変わるにつれて色々なことを行っているように見えますが、ポーズを取っている本人としては常に同じことをしているに過ぎません。

ポーズのかたちや深さと、マインドの覚醒度《かくせい》は比例します。簡単な前屈であれば、意識せずとも体は曲がりますが、もっと難しいポーズ、たとえば、片足で立ち、他方の足を上げ、頭の後ろにひっかけたうえで、頭を下げながら前屈する場合、バランス感覚はもちろん、体を引っ張る力、頭を向ける方向、お腹の力の抜け具合など、ひとつのポーズの中に色々な要素がひしめきあい、意識が感じ取るべき体の部分がそれだけ多くなります。しかし、同じくその苦労の分だけ、意識も多方面に目覚めてくるのです。

私は、いまできるポーズに関しては、究《きわ》めたという実感を持っていますが、ポーズの数はまだまだ無数にあります。ただ、修練のある段階まで来ると、ポーズをしなければ満足できないという気持ちがなくなってきます。ポーズをしない状態でも、ポーズをしたときの心地よさをいかにキープできかというのが新たな練習になるのです。だから、ここまで来ると、ポーズを取る、ポーズを取らないに関わらず、常に同じような感覚を味わうことが可能です。

ヨガには「シャバのポーズ」というものがあります。「シャバ」とは「屍《しかばね》」の意味。あたかも死体の気分になって、ごろんと床に寝転がり、体全身の力を抜いてリラックスするポーズです。簡単なようでいて、実はこれが一番難しいポーズなのです。死んだときのことを、生きているいま、味わう。意識が体にとらわれない状態で、自分の魂のみを感じ取る。いわば、ポーズをしないポーズなのですが、ほとんどの人は気持ちよくなって、このポーズの最中に寝てしまいます。ポーズの練習は全般的に、体の全体を意識することで、マインドが体にとらわれる経験をたくさん積むことなのですが、最終的にはポーズから離れて、意識を体から自由にするのが目的です。シャバのポーズは、そのための準備なのです。

ポーズの練習は、ピアノのレッスンのように少しでもさぼると後退してしまうものかと言えば、必ずしもそうではありません。逆に、練習していてもできなくなる場合があります。毎日まじめに練習を積めば、それでポーズが深くなるとは限りません。もう一度言いましょう。ヨガにはシナリオがないのです。新月や満月といった月の満ち欠けのサイクルで体の調子が変わったり、湿気が多くて体が重く感じたり、あるいは食べたものの消化具合によって昨日と同じとはいかなかったり、足踏みすることはしょっちゅうです。客観的に見れば同じひとつのポーズが、自分の主観の中では毎回異なる。「今日はすごかった」「一気に目の前が開けた」という感覚は滅多にありません。毎瞬間が自分との対話であり、毎日がチャレンジなのです。

呼吸、体、そして最後にマインドがやってくる

ポーズの練習をしていて面白い経験をしたことがあります。ヒマラヤの近くのポカラという場所で、ネパールの先生のトレーニングを受けていたときのことです。その先生が朝に太陽礼拝（アシュタンガヨガに特徴的な、準備運動としての一連のポーズ）というポーズのシンプルなかたちを示し、それをできるだけやりなさいと言うのです。ポーズの回数を明言することなく、「自分のレベルに合わせて、できるだけ多くやり

なさい」と。トレーニングには世界各国から17〜18人が集まっていたのですが、みんな「絶対に負けないぞ」という感じでした。私と一緒に訪れていたアメリカ人の友だちも非常に競争好きで、「太陽礼拝なんてたくさんやっても疲れるだけだからやめよう」と私が言っても一向に聞く耳を持ちません。友人は「いやいや、ぜひ君も一緒にやろう」と説くのです。それで私もしぶしぶ付き合うことにしました。

練習の開始時間は毎日同じなのですが、参加者全員が負けず嫌いで、長い時間が経っても何人かは残っていました。その中でも、友人と私は――あまりヨガ的な考えではないのですが――「絶対に負けないぞ」という競争心を持って二人ともポーズを続け、結局最後に残るのは必ず私たち二人でした。一カ月にわたる長いトレーニングでしたが、半月ほど経つ頃には、毎日必ず100回以上のポーズを連続してこなしていました。「今日は100回ポーズをしよう」と決めて、言葉通りに100回を達成したら、「次は110回だ」というような具合です。

そのような調子で段々とポーズの数は増えていき、修行期間の終わりには、連続ポーズ回数の現地での新記録、太陽礼拝を続けること350回を記録したのです。みんなが同じ時間に始めて、私たち二人以外のみんなが止めて、彼らがお茶を飲みに行って戻ってきても私たちはポーズを続けていました。2時間以上はゆうに続けていたでしょう。

そのとき、本当に不思議だったのは、ポーズを重ねるにしたがって、体がどんどん軽くなったことです。それと同時に自分に起こったことが、いまでも忘れられません。まず、呼吸のアクションが先にあって動作の全てをコントロールし、次に、体の動きが呼吸に自然とついていきて、最後に、自分の行為を検証しチェックする意識の部分がやってきた、ということです。呼吸、体、そして最後にマインド、という順番で全ての動きが変化し、流れていったのです。

小さい頃、遠足に行ったときのことを思い出してみてください。旗を持つナビゲーターの先生が先頭に立ち、生徒がそれにしたがい、最後尾には別の先生がついてはぐれた子どもがいないか監視しているでしょう。このように喩《たと》えるならば、先導役の先生が呼吸で、体である子どもが呼吸に導かれ、マインドは一番後ろの先生となって、体に問題がないかを観察しているだけなのです。通常考えられるように、意識が先頭に立って体を厳しく制御することはなく、事態はむしろそれとは正反対。意識は「万が一」の場合に備えて、待機しているに過ぎない。こういったしくみと感覚を、ネパールでのトレーニングでありありと経験しました。

このレベルまで来ると、旗持ちが動き続ける限り、後続もついていけます。つまり、呼吸を続け、かつ、その質が下がらない限り、体は疲れない。350回もポーズを続けて何が大変だったかといって、そこで止めるのが大変でした。あのままポージングを続けていたら、ハムスターが回転かごを回して走り続けるように、際限なくポーズを続けていたでしょう。

いま思い返してみても、とても楽しい体験でした。ポーズの途中、痛みやつらさ、がんばるぞという気持ちは全て消えて、マインドはとても澄み渡って自分の体をじっと見ているだけ。エネルギーとの関わりはこういうものなのだな、と実感しました。この感覚は、何をしているときでも、応用できます。自分を冷静に見つめながら、呼吸を整えて体を動かしていく。そうすると日常の場面でも緊張とは無縁です。このテクニックを自分のライフスタイルに応用しない手はありません。どこでもできますし、道具もいらないので、まさに宝物のような知恵なのです。

感覚のアンテナをはりめぐらす

もうひとつ、私の修行時代の印象深いエピソードを紹介しましょう。インドのマイソール、アシュタンガヨガの考案者S・K・パタビジョイス先生のもとでの話です。朝にポーズの練習をするのですが、練習中、先生は独自のアンテナをいつも稽古場にはりめぐらしていました。そのアンテナは、生徒一人ひとりが練習している状況を察知し、それを自分の中に受け入れて反応する、という機能を持つものです。一日の練習も最後にさしかかると、先生自身がポーズを手伝って回り、私の目の前に立って手足をサポートしてくれるのですが、驚いたことに、私を直接サポートしながらも、先生は常に同時にほかの生徒を注視しているのです。

こちらで私を指導しながらも、「そこのポーズは違うよ」という先生の言葉は、実は向こうにいる生徒に向けられている。こんなことをたくさん目の当たりにしました。まるで眼が体中のいたる所にくっついているかのようでした。

しかも、こういったこと全てが自然な動きの中で行われていて、稽古場に流れる、普通ならば感じ取ることのできない種々のバイブレーションを体で感じながらも、四方八方を同時に見ることができる。これはすごい、と何度も感嘆の声をあげました。

ポーズに没入すると、集中するあまり我を忘れることも多いのですが、ふと目の前を見ると、さっきまで目の前にいたはずの先生が気がつけば急に向こうにいたりする。インドの修行ではよく経験したことですが、ヨガの経験を積み重ねていくにつれて、最近では私自身もそういう感覚がわかるようになってきました。私の教室でポーズをサポートして回っているときでも、「先生、いつここに来たんですか？」と生徒から驚かれることが度々あります。それは私が先生からヨガを習っていたときに、たくさん味わったことだったのです。

一歩一歩がベストな状態

課題を与えられて、これをいつまでにやりなさい、とヨガの練習で教わるかもしれません。しかし、私が習ったヨガの場合、いまの自分の状態があって、そこから一つひとつ進んでいく、というのが基本。締め切りに追われて練習をすることは一回もなかったのです。自分ができる範囲で練習を進めていき、ある時点で足踏みをするのなら、いつまでもしていていいのです。これは、私がヨガを始める前に行っていた馬の調教で、この日までに馬をどうこうしないといけない、ということがなかったのと同じこと。毎日の練習の中で学んだことを実践し、一歩一歩進んでいけば、そのどの時点もベストな状態なのです。そうして自分の状況を受け入れていって初めて、前に進めます。

いったん練習に疑問を持ってしまうと、どうやっていいのか意識が混乱してきます。しかし、ヨガ本来の教え方でいえば、先生から与えられるものはいつも足りないくらいで、「どうしてこうなるのですか」「どうすればいいのですか」と訊きたいことはたくさん生じます。

ヨガの練習中、私もパタビジョイス先生に「どうしてこんなに痛みが出てくるのですか」といった質問を投げかけました。けれど、先生からは「やっていればわかる」という答えしかもらえません。決して多くを語らず、結論だけポンと差し出すような具合なのです。こちらの希望に沿って、ストレートに答えるようなことは全くない。彼のスローガンは「プラクティス、プラクティス、プラクティス」、つまり実践あるのみ、なのです。そして「ワンデイ・カミング」。この言葉はとても印象的で、よく覚えています。練習を黙々と続けていれば、いつかわかる日がやってくる。けれど、「その日」がいつで、そのときにどんなことがわかるのか、いまは決してわからないのです。だからこそ、その日を楽しみにして練習するモチベーションも生まれる。「その日」は一人ひとりが確かめるしかないのです。

マインドの包容力をあげる

体のバランス感覚を通じて心を満ち足りた状態にするのが、ヨガの究極の方法のひとつです。しかし、周りの環境が慌《あわ》ただしいと、自分のマインドも慌ただしくなるのは確か。マインドを静かに落ち着かせるためには、環境を変えようとするよりも、自分のマインドを好ましくない環境から遠ざける方が簡単です。たとえば、刺激的で胃に負担がかかる食品を食べたり、あるいは献立《こんだて》をしょっちゅう変えたりするよりも、同じ物を定期的に食べていく方が、毎日の生活にシンプルなパターンが生まれ、結果、心身が穏やかになります。

こんなことを言うと、刺激物を食べてしまったとき、食べたいときにはどうするのか、と思うでしょう。ヨガは、体が求めていないものを食べざるを得なくなったとしても、マインドをできるだけ静かにしましょう、と説きます。そのためには、マインドによるコントロールだけでは困難で、フィジカルな面から、つまり、ポーズや呼吸によって心をコントロールし、精神のキャパシティ（許容量）を上げていくという実践が必要です。

自分の体質に合った、安全な食べ物を食べているときはよいのですが、毎日がそうとは限りません。突発的な飲み会もあるでしょう。自分に合わない食べ物に遭遇《そうぐう》することもあるでしょう。そういうときに対応できないのは困ります。自分が食べられるものが手に入らなくても困らないように、普段から心身のメンテナンス（状態維持）を怠《おこた》らないようにする。それがヨガの練習です。何もこれは食べ物に限った話ではなく、仕事のうえで、または人間関係の中で、「自分に合わない」物事や人に出会うことは多々あります。そういうときに、心穏やかに受け入れられるかどうかが問題なのです。ポーズをする、呼吸をする、朝早く起きる、太陽礼拝をするといったヨガのアクションは、そのための練習とも言えます。その練習を通じて、これまで述べてきたような、柔軟性、力強さ、バランス感覚を身につける。究極的には、ヨガの練習は全て、心の平穏、何ごとも素直に受け入れられる優しさへと向かっているのです。

優しさとは何か、ということを私自身よく考えるのですが、本当の優しさとは、行為の見返りを求めない優しさのことだと思います。自分に優しい心がないと、ついつい見返りを求めてしまいがちです。自分が何かを行う裏側で、実はこれが欲しいという思いが心の中に芽生えると、それがもらえなかったときには怒りが生じたり、相手の反応を報酬という尺度で判断したりしてしまいます。何度も言いますが、「ヨガ」という言葉は「全てのものとの一体感」を意味します。自分の「個」をアピールしない状態で、他者を受け入れるという態勢が整ったときに初めて、一体感が味わえるのです。

そのためには、柔軟さをもって周りの状況をそのまま受け入れる。しかし、自分の意見はしっかりとある。そのバランスを保つことが大事です。そうすると、自分が置かれた状況で「何があってもいいじゃない」という包容力が生まれます。ヨガの実践を続けていても、力がつくだけだと個が際立って頑固になり、他をコントロールしたくなる。柔軟になりすぎると、自分の意見が無くなって、周囲の状況に流され、全て人任せにしてしまう。力と柔軟性の間でバランスを取ることが大事なのです。両者のバランスが取れると、どんなときにも心は動じることなく、他人の異なる意見に対しても「それはいいですね」と受け入れることのできる寛容さ、本来の意味での優しさが養われるでしょう。

第四章　ライフスタイルとしてのヨガ

朝のスタイル

この章では、ヨガを普段の生活に取り入れることについてお話ししたいと思います。ヨガをライフスタイルの中に取り入れることによって、体は確実に変化します。そして、体の変化に伴って、考え方や物の見方も変わっていることに、徐々に気がつくでしょう。日々の変化は小さいものでも、長く積み重ねれば、必ず大きな成果が得られます。「ヨガ的なライフスタイル」とは、大ざっぱに言えば、「毎日をできる限りシンプルにしていくこと」。そして、自分とは異なる物や、物事の変化をオープンなマインドで受け入れていくこと。この二つをいつも心がけることが根底にあります。

体をチャージし、クレンジングする

まず一日をいかに過ごすかということから考えてみましょう。携帯電話は使う前に必ずチャージ（充電）するはずです。人間も同じように、活動を始める前に体をチャージすることが必要です。ポーズの練習と呼吸は、そのための具体的な方法です。

これまでも述べてきたことですが、呼吸とポーズの練習をすることは、エネルギーをチャージするだけでなく、いらないものを取り除くクレンジング（浄化）の作用も含んでいます。人間の生命活動をつぶさに眺めると、体の内側で常に循環活動が起きている。人間の皮膚や血液が、ある一定の期間を経て入れ替わることを新陳代謝と言いますが、ポーズと呼吸は、この作用をさらに促進させる効果があります。体内の自然の働きをより効率化し、身体をきれいにしていくのです。

たとえば、モーターをチューンナップしないと回転が悪くなったり、エアコンのフィルターを清掃しないと効果が薄れたりするように、人間の体も定期的にクレンジングし、エネルギーを補給しなければ不具合が生じるのは必至です。人間が体をチューンナップするのに一番理想的な時間は朝です。睡眠をとって体を充分に休めてから、活動を始める前にチャージすると、その日をずっと快適に過ごすことができるのです。

朝起きたら、まず体内をすっきりさせるのがよいでしょう。つまり、前の日に食べたものを排出しておくのです。そして、お風呂に入るかシャワーを浴びて、体の表面をきれいにします。準備が整ったら、いよいよポーズの練習へ入りましょう。ポーズについては、自分ができるポーズ、習ったポーズ、あるいは通常しているポーズを、呼吸しながら練習しましょう。知っているポーズが特に無い方は、巻末177ページの付録を参照して下さい。

ポーズの練習をするときには、一つひとつのポーズごとに呼吸をきちんと織り込むことが大切です。呼吸をていねいに行うことによって、よりいっそうクレンジングの効果が大きくなります。そして、時間に余裕があれば、体を動かした後、10分ぐらいは横になって休むようにしたいところ。そうすると一日がとてもエネルギッシュに過ごせるのです。

ヨガの考え方に沿って言えば、朝食はとらない方が好ましい。午前はクレンジング・タイム、つまり体内の浄化の時間だからです。よって、普通は朝昼晩と三食のところが、ヨガのライフスタイルでは、昼夜二食となります。飲み物は、朝、ポーズをとる前に、冷たいお水よりもぬるめの、あるいは温かいお湯をコップに三分の一くらい、体を目覚めさせる程度に飲みます。あまりたくさん飲むと、胃がふくらんで、ポーズがしにくくなるので要注意です。朝、お湯やお茶を飲むと、トイレに行きやすくなります。トイレに行って、排泄してから練習を始めるわけです。一日のスタートはここからです。

昼のスタイル

ポーズの練習は自分のリズムで

昼はどうすればよいでしょうか。朝食をなくすか減らすかわりに、昼食は充分にゆっくり食べます。ヨガのポーズを取ることを考えて、消化がよいものをおすすめします。たくさん消化しなければならないものがあると、それだけ胃や腸の筋肉の活動がさかんになり、内臓の負担が重くなります。すると、ポージングをするときに体が硬くなってしまうのです。当然、体がやわらかい方が、ポーズはしやすくなります。肉をたくさん食べると、それを消化して排出するまでに野菜や穀物よりも多くのエネルギーを必要とするので、その分ストレスがたまります。そうすると、体は硬くなり、前屈したり後屈したりするのがつらくなって、ヨガの練習自体がきつくなってしまいます。ヨガの練習をしていなくても、体が硬くなると血液の循環が悪くなったり、内臓が活性化されにくくなるのです。

私は、毎朝1時間半から2時間くらいをヨガのポーズの練習に充《あ》てています。どの程度が適度な練習量かは、その人の一日の仕事量や体力にもよるので、一概には言えません。たとえば、日中時間的な余裕がある方は、少しゆっくり、長めに練習するとよいでしょう。逆に、とても忙しい人であれば、10分でも15分でも、仕事や作業の合間に少しずつポージングをするとよいでしょう。どちらにしても、あまり疲れない程度にすることが肝心です。無理をして疲れてしまっては、仕事にも支障が出ますし、本末転倒です。

現代人は、夜遅くまで働いているために、早起きがつらいという人がとても多い。そんな場合でも、可能であれば、仕事をなるべく早く切り上げたり、昼食を食べた後に少し休んだりして睡眠時間をこまめにとり、少しでも朝早く起きて練習する時間を増やすことが望ましい。難しいかもしれませんが、どこかで生活の悪循環を断ち切って、朝にヨガをする生活を習慣化できれば、毎日をもっと元気に過ごせます。

しかし、仕事などで遅くまで活動している人にとっては、夜早く寝ることは大変でしょう。体の緊張を解く副交感神経が働くのは夜中の22時から翌日3時頃。本来は、ここが一番休むべき時間と言われていますが、なかなかそうはいきません。そんなときには、昼間でも、ちょっとした動作で副交感神経を刺激してリラックスすることができます。

たとえば、眼球を上から軽く手のひらで押す。眼球の後ろ側には、副交感神経が通っています。目を閉じて、まぶたの上から軽く圧迫すると、それだけで副交感神経が刺激され、体の緊張が軽減されるといいます。快眠グッズなどによくあるアイピロー（目の枕）は、まさにこの効果を狙ったものです。緊張する場面が続いた後は、閉じた目の上からバンテージのようなものを巻くとよい。目をやや圧迫するようにして休んでいると、全身の神経がほぐれ、体が休まります。足を頭よりもやや高い位置に上げておくことも効果的です。普段、人は立ったり座ったりするばかりで、足が頭よりも高い位置になることはほとんどないからです。足を頭より高い位置に上げることで、血行の流れがよくなり、頭を休めることができるのです。

夜のスタイル

在宅でデスクワークをするようなライフスタイルの方には、仕事の合い間に、簡単なストレッチや呼吸法を行うことをすすめます。ずっと同じ姿勢で仕事をしなければならない人には、恰好の方法です。仰向けに寝る必要がありますので、大勢で仕事をしているオフィスでは、ちょっと難しいかもしれません。

仕事の疲れを軽減する簡単なストレッチとして、以下をおすすめします。①壁に向き合うようにして座り、上半身を仰向けにします。②次に、体が「L」の字になるように、足を床と直角に伸ばして壁にぴたりとつけます。③最後に、膝《ひざ》を曲げて開脚し、足の裏と裏を合わせます。このとき、両足の側面をできるだけ壁につけるようにします。呼吸は、できるだけ深くゆっくり行います。

夜はリラックスする時間

夜に行うポーズも、右に述べたものに似ています。壁に対面するように座って上半身を仰向けに寝かせ、体がL字型になるように足を上げて壁にもたれかからせます。その状態で5分から10分くらい脱力していると、体も頭もとても休まるはずです。

ヨガの古い文献の中に、「日常生活の中では繁華街に行くな、社交場に行くな、遊技場に行くな」、と書いてあるものがあります。人との交際を必要以上にするな、ということです。夜、やることがなくてつまらないからといって、人を誘ってご飯を食べることは、できるだけ避けるべきことと考えられているのです。なぜなら、ヨガの考え方では、夜は本来ゆっくり落ち着いて休む時間だからです。夜、活動すると、休むべきときにマインドのテンションがハイになってしてしまうことは、あまりすすめられないのです。

そうは言っても、現代人であれば、夜の会食は避けられない。どうすれば自分のペースを守れるのでしょうか。

そんなときは、「できるだけ夜はまっすぐ家に帰り、早く寝て、朝の練習ができるようになりたい」、と願いを込めることです。しかし、やむを得ず夜出かける約束が入ってしまったときは、がまんせずに出かけてしまいましょう。矛盾するようですが、願っていることと実際の行動、これら相反することを同時に行うのです。

心の中で「本当は遊びたいけれど、ヨガの練習をしなくてはならないから、外に行かなくても済みますように……」と願うこととは違います。これは、自分が外出したい欲望から解放されて、夜遊びに行かなくても済むようになりたいと思う人でなければ、効力がありません。その思いの中に、願いのエッセンスが含まれていないとだめなのです。こうして願いを込めると、自分の中にあるエネルギーは自然と意図する方向に向かっていきます。

この方法は、本当に願っていること、信じていることを実現するには効果的です。医学の世界では「プラシーボ効果」という、偽薬《ぎやく》を使った実験があります。よく効く薬だと言って偽薬（塩水など、無害のもの）を処方するのですが、当人が良薬だと信じ切っていると、本当に効果が表れることがある。「これは本当に効くのだろうか？」と疑っていると、病気は治りにくい。信念や思い込みが現実となって表れるのは、願いのエネルギーによるものなのです。

意に染まないライフスタイルを送っているのになかなか改善することができない、

という方は、まず「どんな生活を送りたいか」を思い描いてみることをおすすめします。そして強く念じ続けること。これなら、誰でも今日から始めることができます。

睡眠のスタイル

4時間の睡眠で平気な理由

朝起きてヨガの練習するのであれば、必要以上の交際はできるだけ控え、夜は早く寝た方がよい、と先に述べました。毎日7時間寝ている人だったら、1時間寝る時間を削ってでも朝早く起きてヨガの練習をした方が、1時間少なくなった分、睡眠が深く充実したものになります。そして、覚醒《かくせい》している時間が1時間増えた分、活動量も多くなってアクティブに過ごすことができます。だから、睡眠を短くしてでもヨガの練習をするのはお得なことなのです。

私自身、ヨガのライフスタイルが習慣化するようになってから、睡眠時間がどんどん短くなっています。毎日の睡眠時間は平均して4時間程度。普段は午後10時に寝て、午前2時には起きます。ヨガを始める前は、8時間寝てもまだ眠いときがありました。それこそ、午前2時に寝るような生活です。貿易の仕事をしていた頃、「本当にやりたいことはこれなのか」と迷いながら生活していたときは、睡眠時間を充分にとっても、体に疲労が残ったままでした。自律神経失調症を、身をもって経験したのもこの頃です。嫌な仕事をしていたり、不本意な生活を送っているときは、睡眠をとってもすっきりしないものです。最近は特に、夜眠れず、朝起きられないという人が多い。私も経験があるのでわかりますが、それは自律神経のバランスが崩れているのです。ところが不思議なもので、ヨガをするうちに、段々と寝る時間も早まって、いまの睡眠時間に落ち着いてきたのです。いきなり4時間睡眠はとても無理だと思いますが、一日の中で、体を適度に動かす時間を必ず取るように心がけていると、それぞれに合った睡眠時間が自然とわかっていくものなのです。

普通は睡眠中も体が動くので、いろんな格好で目覚める方が多いと思いますが、私の場合、寝たときの状態のまま目を覚ますことが多い。寝返りをうつことも少なく、まるで棺桶《かんおけ》に入っているような感じです。昔は目が覚めてもまだ起きたくないな、とだらだらしていましたが、いまはすっきりと目が覚めます。ヨガの練習の最後に10分か15分休むときもそうですが、意識がさっとなくなってふっと戻ってくるような感じです。休んでいる間、寝ている間は、もう意識がどこにいっているか全くわからない状態です。夢も見ません。覚醒時と睡眠時で、意識ははっきりと区切られています。

私は目覚まし時計をセットして起きていますが、それはあくまで保険のようなもの。無理して起きなくてもいいときは目覚まし時計をかけずに寝ますが、そんなときでも朝の4時頃に自然と目が覚めます。季節によってはまだ暗い時間ですが、朝日が少しずつ昇っていくのを見るのは清々しく、とても気持ちがいいものです。4時間睡眠で全く問題はありませんが、食事をとった後など、ミーティング中でも「すみません、ちょっと10分だけ」と言って休むことは時々あります。体が自然とバランスを整えているのでしょう。がまんをするのはよくないので、眠くなってきたら「眠いので、ちょっと待ってください」と言って、10分もらいます。その10分間、スーッと意識がどこかへ行って、またふっと戻ってくる。たった10分で、頭はたちどころに明晰《めいせき》になります。毎日の睡眠時間が少ない人には、こんなふうにして、仕事の合間に、数分間の仮眠をとることをおすすめします。

シナリオがないから、ストレスがたまらない

忙しい人は、たいていストレスがたまっているものですが、私にはストレスがありません。私のスケジュール帳を見た人は、「どうしてこんなにたくさん仕事をしているのに疲れないのですか」と言いますが、仕事をこなしているときも特段緊張はありませんし、本当に眠くなったら「10分待ってもらえますか」と言って休んでしまいます。ヨガのクラスや、地方での講義やワークショップがすでに自分の生活の一部になり、仕事という意識ではなく、楽しみながらヨガを伝えているので、ストレスを感じることがないからでしょう。ただし、急にいまのようなライフスタイルになったわけではなく、時間をかけながら少しずつ変化してきたことなのです。

私は40歳で前の仕事を辞めてからは、「嫌なことはやらない」という自分の中の決め事をずっと守っています。「忙しい」というのは、時間的な流れの中で、自分が何を、どれだけするかによって変わってきます。

たとえば、取材では3時間ないし4時間、時間を取られますが、取材中に話をし

ていること自体は全く忙しくありません。恐らく、ほかの人ならば「ここで4時間取材、その後もうひとつミーティングがあって……ああ忙しい」と言うかもしれませんが、それは予定の数が多いだけであって、取材をしている間ずっと忙しいのではありません。

全てにシナリオをなくすこと、それがストレスのたまらない秘訣《ひけつ》だと思います。計画を立ててることで、がんじがらめになってしまうから、ストレスがたまるのです。物事の成り行きに合わせて自分が動いていれば、ストレスがたまることはありません。ただ、成り行きまかせに動いていくのは、普通に考えてとても不安ですし、現実問題としてそのように振舞うのは社会が許さないでしょう。

しかし、ヨガの考え方には「最終的に魂が体から離れても構わない」という覚悟が根底にあります。予想しえないことを先取りして心配するようなことをしないのです。ですから、何かに失敗したらどうしよう、という不安がありません。気持ちを怯《ひる》ませる枷《かせ》がないために、結果としてうまくいくのかもしれません。

投げやりに「どうでもいい」ということではなく、「本当に、つまるところはどうなっても大丈夫」と思うからこそ、うまくいくことがあるのです。

やりたいことがふっと浮かんできて、計画を立てた後に、時間やプランの変更が生じたとしても、そのときそのときで対処すればいいと私は思っています。だから、あまり入念に準備することはありません。行いに対する見返りを求めていないからです。うまくいかなかったら困るだろうな、と先まわりして心配しないのです。もちろんこれは無計画を奨励《しょうれい》するということではありません。世の中は計画通りにいかないことが多い。ただ、たとえ計画通りにいかなくても、柔軟に対応できる生き方の方がいい、ということなのです。

瞑想のスタイル

自分を見つめる時間をつくる

「ヨガにはシナリオがない」と言いましたが、シナリオがないと、仕事や勉強を進めるのが不安になってしまうでしょう。目標を設定したり、プランを立てたり、プロセスを細かく分析したり。普通、ビジネスにはシナリオが必要とされていて、シナリオを作る人やシナリオを守らなければいけない人が大勢いるのが現実です。そのような煩瑣《はんさ》な毎日の中で、不安に陥らずに自分を律していくにはどうすればいいのでしょうか。

ヨガには「自分を見つめる」という課題があります。現在の自分の意識状態を見つめると、過去から現在、そしておぼろげながら未来を含んだ自分の全体像がクリアに見えてきます。いまの自分はどんな状態にあるのか、それを見つめるための一番の方法は「目を瞑《つむ》って、目の前を観ること」。目を開けていると、外から入ってくるビジュアル情報にマインドが反応してしまいます。目を瞑ることで、瞑想《めいそう》を阻害《そがい》する視覚情報を遮断《しゃだん》するのです。最初は眠くなったりイライラしたりしますが、そのうちに目を瞑ることにも慣れます。これも、ヨガの練習のひとつです。

まず、床にあぐらをかくようにして楽に座ります。次に、背筋を真っ直ぐ伸ばしたら、顎《あご》を少し引き気味にして軽く目をつぶり、眉間《みけん》から10センチぐらい前をぼんやりと観ます。このときの呼吸はいたって自然に。力を入れず、できるだけ何にも考えずに観るようにします。

瞑想しているときは、目を閉じて体も動かしません。外界を見ないことが、かえって自分の心の状態をよりよく映し出すのを助けます。自分のマインドの状態を、静かに観るのです。「自分を観ている」という感覚がわかると、今度は目を開けたときに、周囲で動いているものを冷静に見ることができます。これが瞑想の効用です。

最初は一日のうちのどこかで落ち着ける時間を見つけ、まずは5分、どこかで目を瞑ってみましょう。目を瞑って、ただ前を観るのです。そして、5分できるようになったら10分、10分できるようになったら15分と、少しずつ時間を延ばします。もしも、時間を延ばしていくことが難しければ、そのまま5分や10分の瞑想を続けていけばよいでしょう。すると、色々なものが観えてくるのがわかります。「観えてくる」というのは、目を開けて物を見る行為とは違って、目を閉じた状態でさまざまなものが感覚的なものとして味わえるということです。そこに観えてくるものは、全て自分の状態を表しています。自分の思い、感覚、感情、さまざまなものが観えてきます。

たとえば、ストレスがたまっている人であれば、自分をそのような環境に置くことになった背景を、広い視野で観察できるようになる。普通に考えると、ストレスを回避するには、いま自分が置かれている状況を変えられるかどうかが問題になります。

変えられないとすれば、いまの状況を受け入れるしかないことが理解され、現状でベストを尽くせばいいと納得できるはずです。

しかし、「なぜ私はそういう状況に自分自身を置いているのだろうか」という疑問にうまく答えられないこともあるでしょう。その場合は、いまの環境を変えるしかありません。前にも述べたように、「現在の環境が変わるように」と願いを込めて意識を向けることです。瞑想ではこのように自分の「いま」が浮き上がってくるのです。

瞑想は、できるだけ音がないところでしましょう。瞑想後、休憩を取るときには音楽があってもよいですが、瞑想は眠ることとは違って、意識が覚醒《かくせい》した状態です。目を閉じて自分の内面を観ていても、視覚以外の感覚を通じてさまざまな情報が入ってきます。目を開けているときは、目に見えるものから周りを観察しますが、瞑想時は覚醒している自分の意識そのものを観察するため、視覚以外の神経が、より鋭敏になっています。そういうときは、音楽や匂いなど、気が分散するようなものは避けた方がよいのです。

瞑想は、決意を固め、これからどう行動を起こすかを考える、準備の時間です。ちょうど朝、出勤前に歯を磨いて着替えをするようなものです。毎日続けていると、たった二カ月でも、体調に大きな変化が見られます。心の中が常に平静になり、何かを判断するときも焦らず冷静に考えることができるようになっていることに気づきます。

ただし、瞑想を行い、いまの自分の状態がはっきりと感じとれるようになるまでには、あきらめずに瞑想を続けなければなりません。慣れてくれば、目を瞑らなくても、自分の意識状態を観ることができ、覚醒時でも瞑想中のように神経を鋭敏にすることができます。

私は、瞑想についてもさまざまな本を読んで片端から試しました。中には、目を瞑《つむ》って「はい、階段を降りて下さい……お花畑がある所を想像しましょう」と、何かをイメージしながら行うものもありました。しかし、やはりシンプルな方法が一番です。ただ目を瞑って前を見つめればいいのです。この単純な方法によって「そうか、こんなことしなくていいんだ」とか、あるいは「そうか、これをやらなきゃいけないんだ」といった気づきがたくさん生まれます。目を瞑るのは、静かな環境であればいつでもどこでも行えます。眠ってしまいさえしなければいいのです。

マインドを静かにする

瞑想《めいそう》の練習をしていても、なかなか心が静まらなくて大変な人もいるでしょう。昔のヨガの練習方法には、「石の上に座って20年」という伝説もあるくらいです。最初は、瞑想しようとしても、マインドがせわしなく動いてしまい、落ち着くまでには時間がかかります。しかし、せわしないことや、忙しいこと自体を決して否定しているわけではありません。落ち着くことのない日常だからこそ、瞑想が必要なのです。瞑想によって、自分がいまどういう状態なのか、冷静に観察するのです。忙しくしないというようにするのではなく、忙しいということ、自分のマインドが落ち着いていないということも含めて認識しなさい、ということです。まずはそこがスタートです。どれだけ自分が落ち着きのない状態か認識したところで、次のステップ、「マインドを静かにする」という作業が始まります。

マインドの動きを瞑想で観察できるようになるには、毎朝定期的にポーズと呼吸の練習をすることが必要です。初めは緊張し、無理をしてポーズをしている自分がいるでしょう。しかし、同じポーズを毎日繰り返していくと、それも徐々に慣れます。慣れればマインドも落ち着いてくる。マインドが平静になった状態で更にポージングを深めれば、マインドと体の動きがシンクロし、「静かなマインド」とはどのような感覚なのか、段々つかめてきます。静かになったマインドを喩《たと》えるならば、ちょうど、澄みわたって晴れた空を、白い雲がゆっくりと流れているような、そんな感じと似ています。

じっと体を動かさない状態で瞑想し、マインドを落ち着かせるのではなく、ポーズや呼吸をしながら、体の動きを通じて落ち着いたマインドの状態を認識するという方法です。まずは目を瞑《つむ》ってじっと座り、自分の状態がどれほど慌ただしく乱れているかを認識する。そして、ポーズをとって体を動かしながら、心の忙しさを静かな方向へと深めていく練習をしていくのです。

食事のスタイル

アグレッシブなものを食べない

ヨガの考えに沿った効果的な食事法はどういうものでしょうか。マインドを落ち着かせるには、できるだけ「食べる物の意識」のスピードも遅いほうがよいです。「遅い」というのは、アグレッシブ（攻撃的・活動的）ではない、ということです。活動の活発な動物を食べるよりも、動きのゆっくりした植物を食べた方が、マインドもゆったりとします。静的な意識を自分の中に食べ物として取り入れることによって、静かな自分になりやすくなるということです。この根底には、食べているものが自分を形成している、という考え方があります。

ただし、このことを科学的なデータによって実証することはできません。一種「スピリチュアル」で「目に見えない」部分なので、「私は絶対にそんなことは信じない」と言ってしまえばそれまで。ただし、少なくともこういう考え方で食べ物に向き合うと、よりいっそう、意識が攻撃的な状態から静的なものへと変わってくる、という見方なのです。

野菜やフルーツは、マインドを落ち着かせます。反対に、人を精力的に、活動的にする食べ物には、モンキーブレイン（猿の脳みそ）や熊の手があります。これらは昔、中国の王様が好んで食べたと言われているものです。猿の脳は、高等な能力を持っているだけに、細胞の働きが非常に活発です。こういったものを食べると、マインドも攻撃的になりやすい。権力を保持する為政者たちは、むしろ攻撃的なマインドを保つために、当時贅沢品《ぜいたく》とされていた猿の脳や熊の手を食べていたのでしょう。「食べたものが自分を形成する」ということを、昔の人も知っていたのです。

フルーツしか食べない時期もあった

ヨガの古い教典には「刺激物を食べるのはやめましょう」と書いてあります。極端に強い香辛料やニンニク、唐辛子などの刺激物は、自分のマインドを必要以上にピリピリさせてしまいます。ゴボウや芋のような根菜類は、体を「グラウンドさせる」、つまり地球に根付かせます。逆に、フルーツや木の実は、ほかの食べ物よりも地面から少し離れたところなっているので、体を軽くすると言われます。ですから、マインドを落ち着かせて体を軽くしたい場合は、ナッツやフルーツ類（アボカド、トマトも含めて）を中心に摂取するとよいでしょう。事実、これらは消化にもいい食べ物です。

私も以前はフルーツやナッツ類をたくさんとっていました。最近は食べる物にあまりこだわらず、栄養素はサプリメントで補給しています。一時主食だったのはアボカドです。アボカドは安いもので100円から、200円も出せばいいものが買えます。それを1日1個。加えて、トマト1個とイチジクなどのドライフルーツを少々、あとはバナナ、それにフルーツジュース。キンワ（中南米で栽培される、粟《あわ》や稗《ひえ》に似た穀物）などもよく食べました。

最近はごはんやパン、そばなど炭水化物も少しは食べていますが、フルタリアン（果食主義者）になった時期は、フルーツ以外何も食べませんでした。そんな時期が一年近く続いたことがありましたが、特に障害は何もなく、むしろヨガの練習のおかげで心身ともに安定していました。フルタリアンの場合、野菜もほとんど食べません。基本的にはトマトにアボカド（これらはフルーツと捉えます）、あとはフラックスオイル。日本では亜麻油《あまゆ》と言います。トマトとアボカドに塩を少しふりかけ、フラックスオイルをかけて食べていました。あとは季節の旬の果物。ダイエット効果もありますから、余計な脂肪を落としたいと思っている方は一度試されてみるとよいかもしれません。

一日一食主義

先に、ヨガでは一日二食で充分と言いましたが、実はいま、私は一日一食で生活しています。毎日食べるのは、大体同じもの。主食はいまでもフルーツが主体です。ですから、「今日はどこで、どんなお昼を食べよう」と考えることがありません。そういう食の欲求がないのです。ヨガを始めるずっと前は、調理師の免許を取ったこともありましたし、毎日のように料理を作っていました。素材にもこだわって、イタリアンレストランを友だちと一緒に開いたこともあります。普通の人と同じように、毎食違うものを食べる時期もありましたが、いまはそういう欲求も全くありません。私を食事に誘っても来ないのが周りもわかっているので、自然と誘いもなくなります。ただし、人と知り合い始めたばかりの頃は、やはり誘いも多いので、たまには食事に行くこともありますが、帰るとぐったりしてしまいます。最近は何かの集まりに行っても、普段食べていない物は手をつけませんし、飲み物だけのときもあります。

一日一食で私は充分に満足ですが、夜はやはりお腹が減ります。けれど、私にとっては空腹感の方が、心地よい。昔は、食事をしてお腹いっぱいになると「ああ、気持ちいい」と感じていましたが、いまでは満腹の感覚がつらい。お腹に食べ物がそれほどなく、すっきりとしている方が、意識もより覚醒《かくせい》します。反対に、たくさん食べてしまった後は頭がぼんやりした状態になります。ヨガの練習を続けていくうちに、ヨガを中心としたライフスタイルに自然に変化していったのです。

私の場合、ヨガの練習は朝早い時間と決めていました。そのため、前の晩に食事をすると次の日に体が重くなって練習しづらいため、夕食抜きになったのです。それ以降しばらくは、ヨガの練習を終えてから朝食をとっていました。朝食を抜いて朝のクラスを教えたほうが体が軽く、ヨガを教えやすいので、次第に朝食をとらずにお昼まで過ごすようになったのです。同じものを同じ時間に食べるという習慣に切り替えると、以前よりも体調が一段とよくなっていくのを感じました。

ローフードで酵素を取り入れる

前にサプリメントにふれましたが、私が毎食欠かさず飲んでいるのはパパイヤから抽出された酵素の錠剤です。酵素はできるだけ摂取した方がよいでしょう。なぜ酵素がよいかというと、酵素は生命を長持ちさせるものだからです。人間の体内で一生のあいだに作られる酵素は限られています。食べ物をとると、それを消化するために人間の体内で作られた酵素が使われます。このとき、外から摂取する物によって酵素を補えば、体内の酵素は節約でき、長持ちします。

酵素は肉、魚、野菜など、全ての生き物に入っていますが、熱すると40℃くらいで死んでしまいます。だからローフードを提唱している人たちは、若返りや衰えないためのアンチエイジングの策として、酵素を食べ物によって摂取することを推奨しています。サプリメントを摂取したくない場合は、アボカドをおすすめします。酵素がたくさん入っていて栄養価も高く、非常に調理しやすい。

ほかに、食に関して私が気を遣《つか》っていることは、食事の時間帯です。できるだけお昼の12時半から15時の間ぐらいで、一食とるようにしています。あとは何も気を遣っていません。間食は、たとえばバナナ一本だったり、ジュースだったり。いまは、自分で料理することは全くありません。自分の家のキッチンにも、塩とフラックスオイル以外の調味料は一切置いていません。ローフードを実践していたときは、毎回料理をしていましたが、いまは料理をするというより、決まった素材を買い、切って塩とオイルをかけて食べるという感じです。

しかし、どんなにシンプルな食材であっても、季節によって入手が難しい場合は、無理にこだわる必要はありません。食べるために探したり、買いに行ったりするエネルギーを使うのであれば、簡単に手に入る旬のフルーツや手頃で食べやすい野菜を食べて、あとはビタミン・ミネラル系の栄養素を多少サプリメントで補えばいいと私は考えます。サプリメントは、消化酵素を助けるためのもの以外に、「スピルリーナ」を毎日食事と一緒にとっています。これはミネラルを豊富に含んだ藍藻類《らんそうるい》を錠剤にしたものです。

インドの古いヨガの教典には、ミルクやギイ（澄ましバター）をとりなさいと書いてあります。昔のインドにはそういうものしかなかったとも言えます。インドにいる私の先生は、殺菌していないミルクをグツグツ煮込んで飲んでいました。ギイは先生も強く推奨していましたが、私自身は、日本では牛乳をあまり飲みません。インドと違って日本にはほかにも色々な食材があるからです。飲むのであれば、果汁１００％のグレープフルーツジュース、アップルジュースなどにします。

自分の体を使った食の実験

ヨガを続けていくにつれて、私の場合、食に対する執着心が徐々になくなったわけですが、ほかの人もそうであるかどうかは、わかりません。ヨガをやるけれど、ものすごくたくさん食べる人もいます。しかし私の生徒を見るかぎりでは、ヨガの練習を始めると食べる回数が減る傾向にあるようです。活動する時間もやはり関係してくるのでしょう。私の生徒は朝の練習をする人がほとんどですから、当然夜遅くは食べません。夕方ぐらいに食べてその日の食事は終わりです。お昼を食べて、夕方にまた食べるとなると時間の間隔が狭いので、自然と夕食の量は減ります。

ヨガの理想では、胃の大きさの半分を食べ物で満たし、四分の一が水、あとの四分の一は空気として空けておくこと。だから実質は「腹五分目」のようなものです。一度に多くを食べないので、胃も次第に小さくなっていきます。そうなると体もスリムになりますし、体が軽くなって精神面も軽やかになってきます。また、食にお金を使わないので、経済的にも無駄使いが減り、とてもお得です。

こうして、私は自分の体を使って食にかんする実験を一通りしてきました。いまの私の食事はどちらかというと宇宙食に近いのかもしれません。そこまでいかなくても、普通の人は、手に入りやすいおにぎりや蕎麦《そば》、パンなどで炭水化物を摂取して、お腹を適度に満たせば充分です。私のように極端な食事法は、すぐにはおすすめできないかもしれません。ストイックでつまらないでしょうし、果たしてそれだけでみなさんの胃がもつかどうかわかりません。読者によって職業も違いますし、仕事で消費するエネルギーも差があるでしょう。その中での食習慣となると、私とは違ってきて当然です。一般的な生活を送っている方であれば、フルーツやローフードを一日の食事メニューの一部に必ず入れて、あとは自分が好きで食べたい物を心地よい程度に楽しむことをおすすめします。もちろん、食事に加えてヨガのポーズと呼吸を必ず練習することを忘れないでください。

付録

誰にでもできるヨガの基本ポーズ

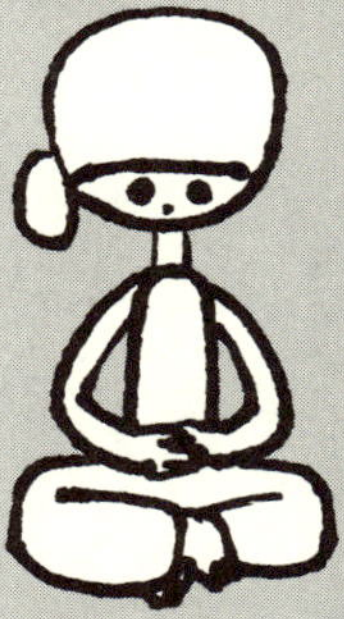

誰でも今日から始められる
ヨガの基本ポーズをお教えしましょう。
特別体を鍛《きた》えたい、
スポーツ選手を目指したい、
という人でなければ、
このポーズを毎日10分続けるだけで、
体の状態がかなり変化してくるはずです。
とてもベーシックで、
本質的なポーズと言ってもいいでしょう。

イラスト＝100％ORANGE

朝方のポーズ

特に説明がない場合は、各ポーズにつき、呼吸5セット。
左右ポーズがある場合は、それぞれを5セットずつ。
（呼吸1セット＝吸って、吐くの動作）

1

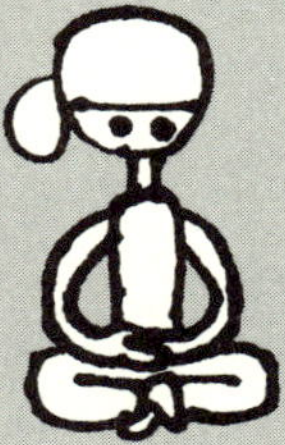

あぐらをかき、おへその前で手のひらを上に向けて両手を重ね合わせ、あごをひいて目を閉じる。10セット呼吸します。

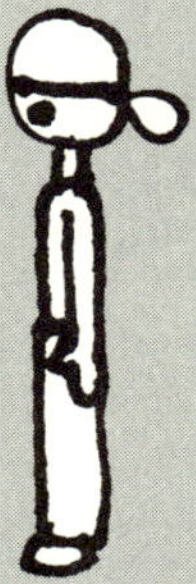

2

起き上がり、気をつけの姿勢に。

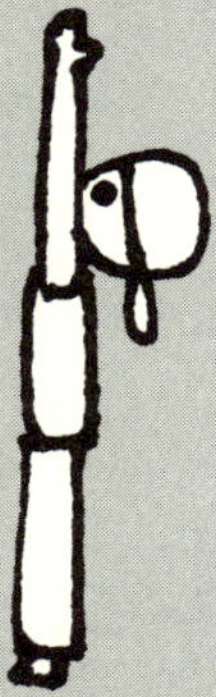

3

息を吸いながら手を上にあげて、手のひらを合わせる。顔は天井へ向ける。

4

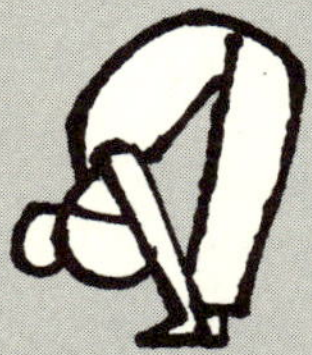

息を吐きながら前屈（足の横に手をおろし、頭を下げる）。つらい場合はひざを少し曲げる。

5

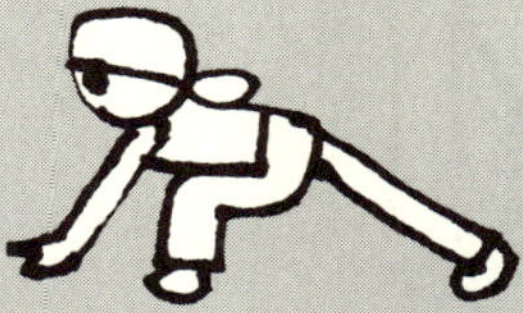

息を吸いながら左のひざを曲げて右足を後ろに下げてひざを伸ばし、顔を前に向ける。右足のかかとはあげておく。

6

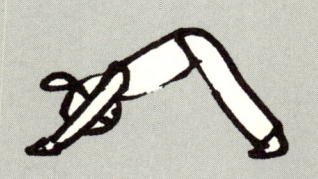

息を吸いながら右足に合わせて左足を後ろに下げ、息を吐きながらお尻を後ろに突き出す。頭を下げて、かかとは床の方へおろす。足の間は肩幅に開く。この状態で3セット呼吸を行う。

7

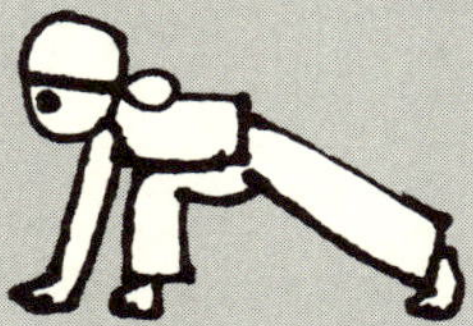

息を吸いながら右足を前に戻し、顔を前に向ける。このとき、呼吸は止めないこと。

8

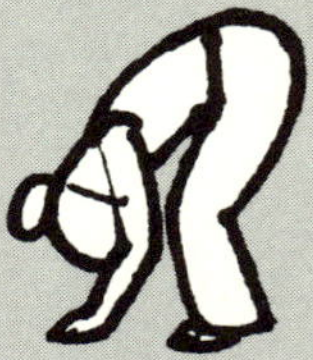

息を吸いながら左足を前に戻す。

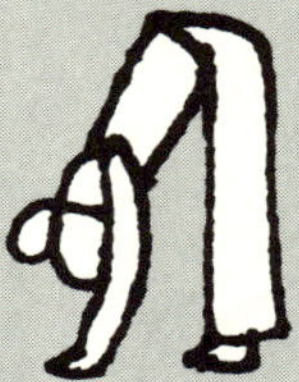

9

息を吐きながら、頭を下げた状態で、そこから足を伸ばす。

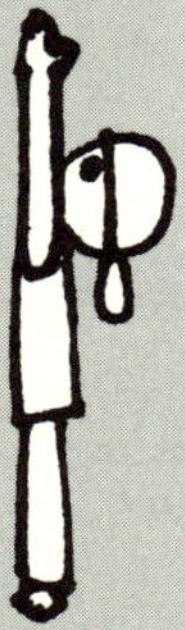

10

息を吸いながら上半身をおこし、手をあげ、天井を見る。手のひらは合わせる。

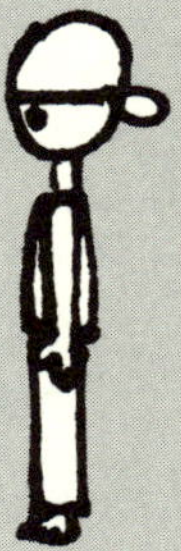

11

息を吐きながら気をつけの姿勢に戻る。

＊以上で1セット。これを3セット行う。

12

仰向けにまっすぐ寝る。あごを軽くひき、手のひらを上に向けて体の力を抜く。そのまま5分休む。

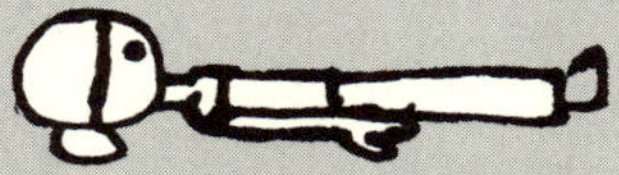

13

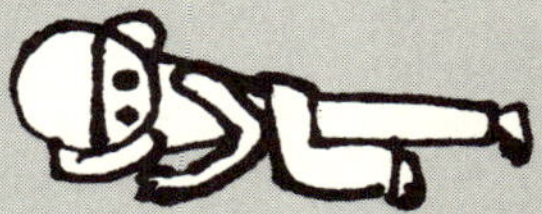

5分たったらまず体を横に向けてから起き上がる。左ひざを立てて体を右側に傾け、落ち着いてからゆっくり上半身を起こす。

14

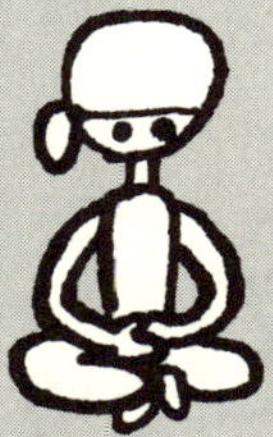

あぐらをかき、おへその前で手のひらを上に向けて両手を重ね合わせ、あごをひいて目を閉じる。静かに目を閉じた状態で自分の目の前を観察するような状態に。視線はやや下向き、10cm前あたりを見るように。3分程度たったらゆっくり目を開けます。

寝る前のポーズ

特に説明がない場合は、各ポーズにつき、呼吸5セット。
左右ポーズがある場合は、それぞれを5セットずつ。
（呼吸1セット＝吸って、吐くの動作）

1

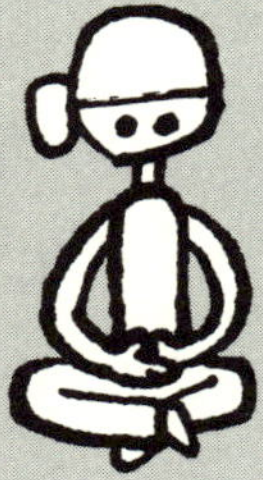

あぐらをかき、おへその前で手のひらを上に向けて両手を重ね合わせ、あごをひいて目を閉じる。10セット呼吸します。

2a

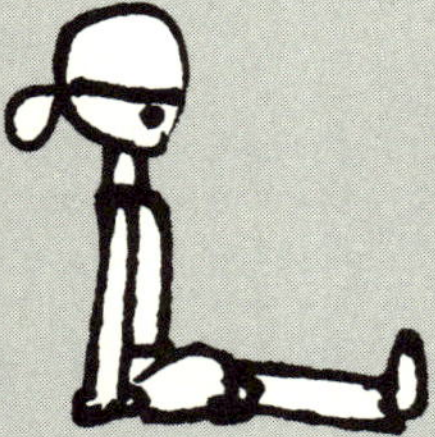

目を開け、座って左足を伸ばし、右足のひざを曲げ床におろし、上半身はまっすぐ床と垂直にし左足の方を向きます。

2b

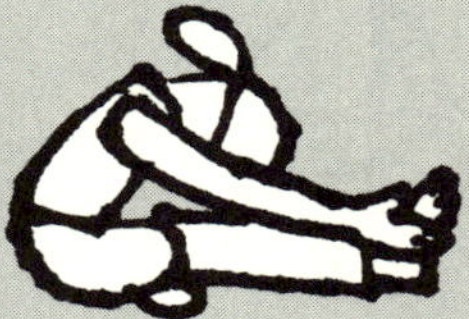

右足のひざを曲げたまま前屈して両手で左足首を持ちます。起き上がったら2aから反対の足も同じようにしましょう。

3

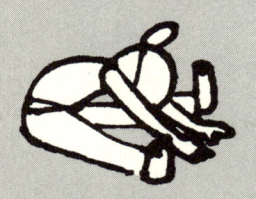

開脚し、手を伸ばして上半身を前に倒していきます。

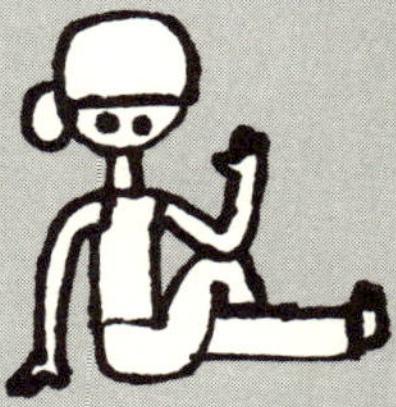

4

上半身を起こし、左足を伸ばしたまま右ひざを曲げて左足にクロスさせ、左ひじで右ひざを押すようにして上半身を右にねじる。左手は指先までまっすぐ上に伸ばす。呼吸は止めないように。

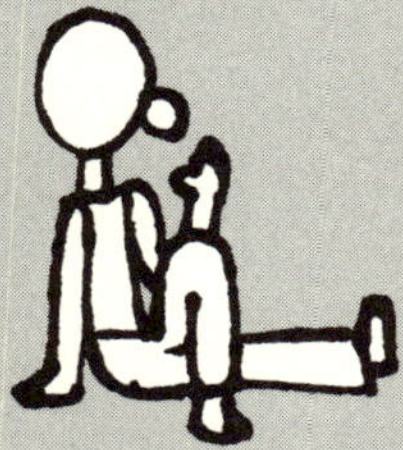

5

足を組みかえて、4と同じ要領で、今度は上半身を左にねじる。

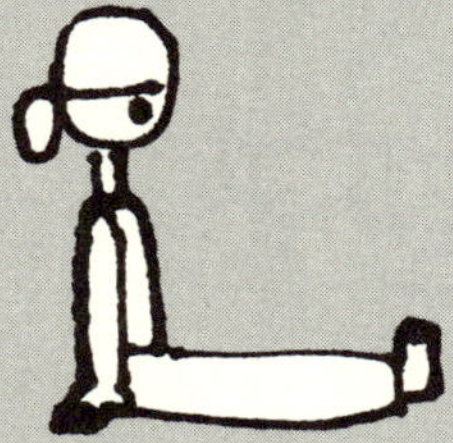

6

体を前に向け、両足を伸ばす。

7

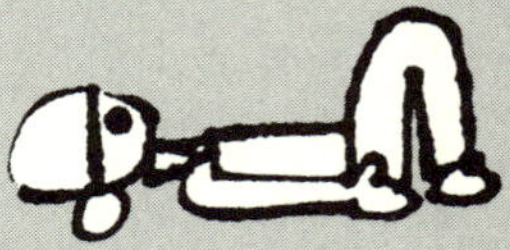

仰向けに寝る。このとき、両ひざを曲げてかかとをお尻に近づける。

8

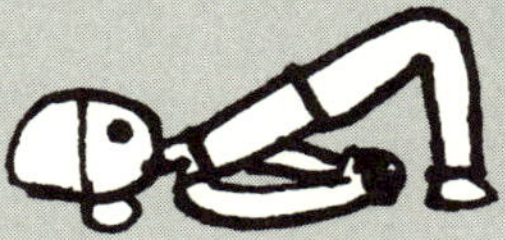

お尻を少しあげて肩を中に入れる。ひじは伸ばしたままで指はクロスさせる。あごをひいてお尻をあげる。

9

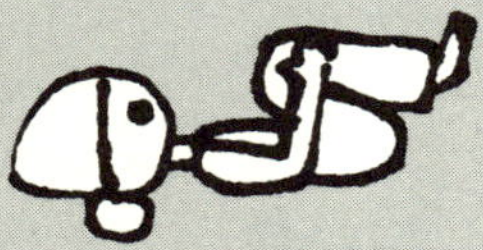

お尻を戻し、上半身を床に着けたまま、膝を曲げて両手でかかえる。

10

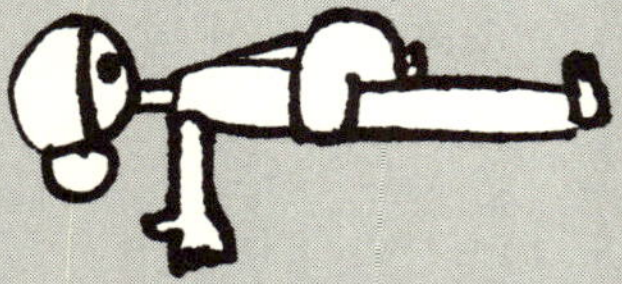

体を仰向けにし、右足を曲げて左側に倒して腰をストレッチさせる。

11

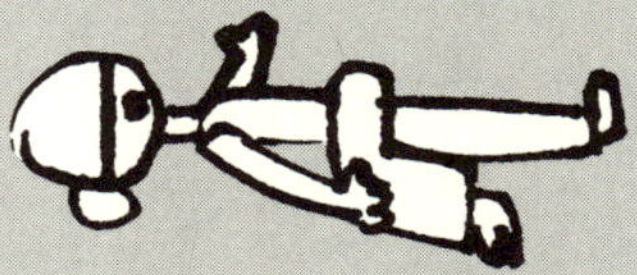

足を組みかえ、10と反対の要領でストレッチ。

12

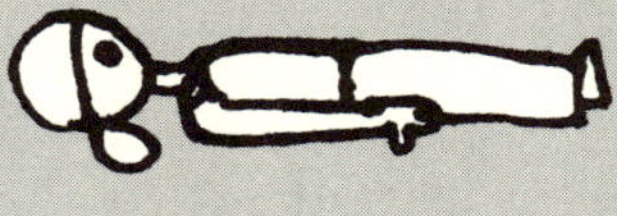

仰向けになって5分間休みます。

あとがき

まず、この本を手に取っていただき本当にありがとうございます。

ヨガ、それは長い長い年月をかけて人々が伝えてきた生きるための知恵であり、何よりもかけがえのない人生をいかに生きていくかのヒントと方法がぎっしり詰まった宝箱です。この本がその宝箱を開ける鍵になってくれることを願って筆をとりました。

昔からの言い伝えで、人の生命は輪廻《りんね》転生《てんしょう》する、すなわち人は何回も生まれ変わるものだと言われています。今回の人生で何のかたちであれ、またはこのような本を通して、みなさんがヨガにふれる機会を得るということは、実は過去において既にヨガを実践していたのだ、とも言われています。本来、人は誰でも自分自身の奥深い内面に、人生をどう過ごせばよいかという疑問を持っています。そんな問いに答えてくれるツールとしてヨガのテクニックがあるのですから、これは使った方が得なのです。

ヨガの練習は、年齢や性別に関係なく、誰でもいつでも始めることができます。始めるきっかけは何でも構いません。自分がヨガをやってみようと思ったその瞬間から、実践する方法や場所、そして教えてくれる師が目の前に現れてくるのです。師は、人でもあり、本でもあり、また身近な自然だったりもします。そして行き着くところ、いつもそばにいてくれる本当の師は自分だということに気づくのです。まずは目の前現れてきたものを試してみましょう。そのうちに「これがヨガだ」と思うものがきっと見つかります。

ヨガの練習は、体のトレーニングでもあるのですが、練習で一番大切なものは、体とマインド（頭、思考）のバランスを取ることです。体とマインドを別々に考えてしまう現代人にとって、ヨガはその両者を見つめ直すきっかけをもう一度与えてくれます。その大切な仲人役をしてくれるのが呼吸です。いつでもどんなときでも呼吸が大切だということを思い出してみてください。毎日の生活や、考え方、人との接し方など、ヨガの実践を通して得るものを自分の日常の中に取り入れて、できるだけ実りのある、楽しく充実した時間を過ごしてみてください。

ヨガをする、しないにかかわらず、本書を読んでいただいて、ほんのひとつでも何か自分に役に立つことや生活のうえでのヒントが見つかれば幸いです。ただただ「生きていること」のかけがえのなさと楽しさ、そのシンプルな幸せに気づいてもらえれば、それだけでも充分なのです。

最後になりますが、私にこの本を書くことを勧め、編集を担当してくださった、菅付事務所の菅付雅信さんと藤原百合子さん、そして版元としてサポートいただいた、朝日出版社第二編集部の綾女欣伸さんと河西恵里さんに心より感謝申しあげます。

Enjoy your life!

合掌

ケン・ハラクマ

ケン・ハラクマ

1958年東京都生まれ。日本大学文理学部卒業後、渡米。1994年、荻窪にインターナショナル・ヨガ・センターを設立。インドのマイソールで、パタビジョイス氏に師事し、日本人で初めてアシュタンガヨガの正式指導資格を取得。毎年恒例となった日本の大型ヨガ・イベント「ヨガフェスタ」を提唱、国内外で精力的にワークショップを行うなど、日本におけるヨガの第一人者として、多くの指導者を輩出している。著書に『The Spirit of Ashtanga Yoga』(ゴマブックス)、監修に『ヨガマーラ』『アシュタンガヨーガ入門』(共に産調出版)、監修した映像作品に『Yoga TV mind peace』(BSフジ)などがある。

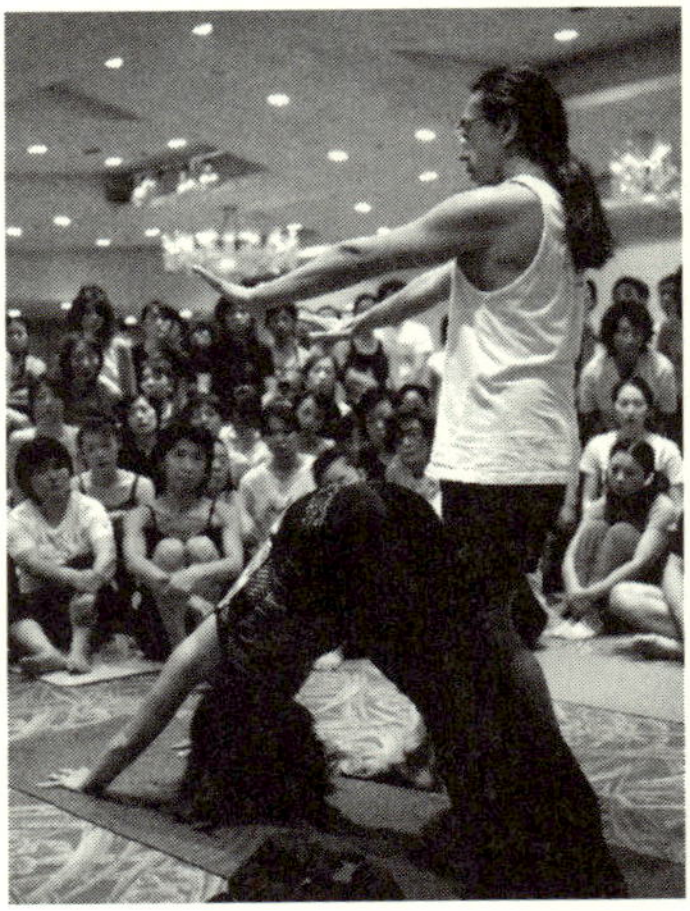

カルチャー・スタディーズ

ヨガから始まる　心と体をひとつにする方法

2008年7月25日　初版第1刷発行
2009年6月10日　初版第3刷発行

著者　ケン・ハラクマ
イラストレーション　100% ORANGE
ブックデザイン　吉野愛
DTP制作　越海辰夫
編集　菅付雅信＋藤原百合子（菅付事務所）
朝日出版社第2編集部
発行者　原雅久
発行所　株式会社 朝日出版社
〒101-0065 東京都千代田区西神田3-3-5
tel. 03-3263-3321　fax. 03-5226-9599
http://www.asahipress.com
印刷・製本　凸版印刷株式会社

ISBN978-4-255-00440-2 C0077

朝日出版社の本

畑のある生活

伊藤志歩（「やさい暮らし」代表）

農家の時代がやってきた。

新しい農家の時代が始まった。「農」に生きる人々と交流する著者が、自給自足的な価値観を持つ新世代の農家たちを描く。あなたにだって農家は始められる！

定価：本体1200円＋税

ISBN978-4-255-00441-9